金塊文化

金塊●文化

蔡向紅◎著

常用中藥
補養速查

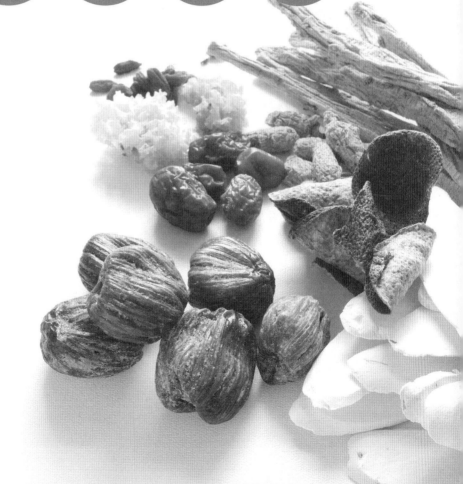

目錄

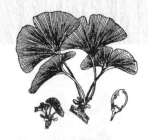

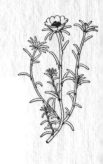

第二節　外科疾病 *157*

第三節　五官科疾病 *201*

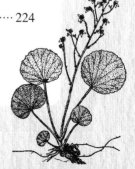

目錄

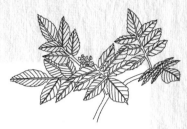

目錄

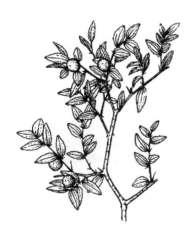

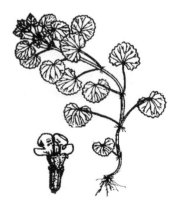

前言

在幾千年與疾病鬥爭的過程中，中國古代勞動人民積累了豐富的醫學經驗。起初，由於文字的缺失，只能通過師承口授來傳播。文字產生之後，醫學書籍便自然而然地出現了。在不斷流傳的過程中，前人的經驗在實踐中得到了檢驗與豐富，使得中醫學更加繁盛。早期階段，藥物中的草類佔據大多數，便將專門記載藥物的書籍稱為「本草」。

秦漢之際，本草雖多流行，但大多已亡佚，無可查考。目前，現存最早的本草著作為《神農本草經》，作者不詳。《神農本草經》全書分為3卷，藥物包括動物、植物、礦物三大類，共365種，記錄了藥物的性味、主治以及基本原理，為後世醫學的發展奠定了良好的基礎。

到了南北朝，著名醫家陶弘景對《神農本草經》進行了整理與補充，著成《本草經集注》一書，增加了藥物的產地、加工方法和採集時間等內容，極大地豐富了中醫藥學。

到了唐代，隨著生產力的發展與對外交流的繁盛，在政府的統一規劃下，對前世本草進行了增修，著成《新修本草》一書。鑒於唐朝政府積極對外開放的政策，《新修本草》得以成為中國乃至世界上最早的一部藥典，意義重大。它記載的藥物有844種，附有眾多藥物圖譜，開創了中國本草著作圖文對照的先河。《新修本草》不僅對中國醫藥學產生了重大影響，也為世界醫藥學的發展做出了卓越的貢獻。

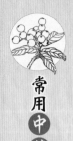

　　近代以來，西醫西藥逐漸盛行，更多的醫家將中醫藥與西醫藥相結合，中醫藥以其獨特的優勢顯現出更加璀璨的光芒。

　　事實證明，古人經長期實踐所積累的中醫藥遺產是極為豐富與寶貴的，必須正確對待，並利用現代醫學工具，使其服務於人民，造福人類。

　　本書分為中藥治病、養生、美容三大類，以求貼合讀者的需求。在中藥治病中，列出內科、外科、五官科、婦產科和兒科五大類；在中藥養生中，根據體質的不同，分為陰虛、陽虛、氣虛、血虛、氣鬱、血瘀六大類；在中藥美容中，依據現實需求，列出十個要點。總之，本書本著弘揚傳統中藥文化、服務讀者的原則，盡可能為現代人的養生保健做出切實的貢獻。

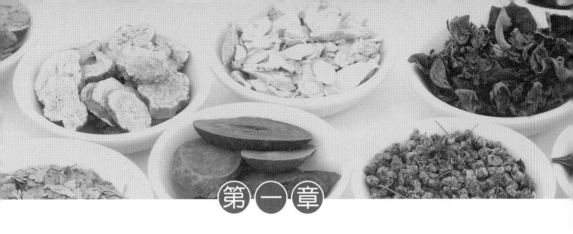

第一章

中藥概述
——解說中藥養生的奧秘

　　《神農本草經》是我國現存最早的一部藥學專著，共載藥物365種，分為上、中、下三品，即上藥、中藥、下藥，分別歸於上、中、下三經，「上藥主養命以應天，中藥主養性以應人，下藥主養病以應地」。

　　南北朝著名醫家陶弘景認為：上品藥性，亦能遣病，但勢力和厚，不為速效，歲月常服，必獲大益，是以延命為主，兼可癒疾，符合「天道仁育」之德，故謂「應天」；中品藥性，「療病之辭漸深，輕身之說稍薄，祛患為速，延齡為緩」，既能祛病，又可調補，與「人懷性情」相合，故謂「應人」；下品藥性，「專主攻擊，毒烈之氣傾損中和」，只能治病，不可常服，病祛即止，猶如「地體收殺」，故謂「應地」。

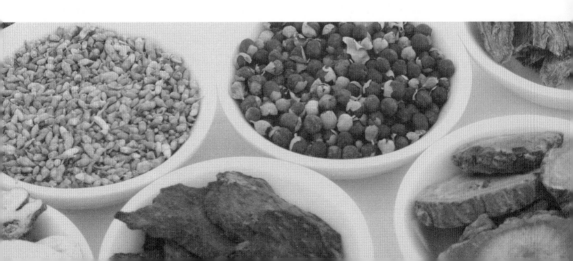

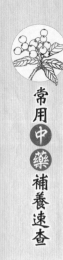

第一節 中藥的起源與分類

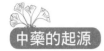

中藥的起源

中藥的起源可追溯至原始社會人類的生產勞動、生活和醫療活動。中藥發展至今已有數千年的悠久歷史。《淮南子 修務訓》中云：「神農乃教民播種五穀……百草之滋味……當此之時，一日而遇七十毒。」《史記 補三皇本紀》有：「神農氏以赭鞭鞭草木，始嘗百草，始有醫藥。」

現存最早的中藥專著當推東漢末期的《神農本草經》（約西元200年），該書記載中藥365種；明代李時珍著《本草綱目》（西元1578年）增藥至1892種；清乾隆三十年，浙江醫家趙學敏編著的《本草綱目拾遺》在《本草綱目》的基礎上，增加新藥716種，故中藥種類非常豐富。《神農本草經》根據中藥的性能和功效，將其分為上品、中品、下品。

1.上品：上藥120種為君藥，主養命以應天，無毒，多服、久服不傷人，欲輕身益氣、不老延年者，本上經。

2.中品：中藥120種為臣藥，主養性以應人，無毒有毒，斟酌其宜，欲遏病補虛羸者，本中經。

3.下品：下藥125種為佐使藥，主治病以應地，多毒，不可久服，欲除寒熱邪氣、破積聚、癥疾者，本下經。

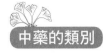

中藥的類別

中藥學將能夠補益人體正氣、改善臟腑功能、提高機體抗病能力、增強體質、治療虛證的藥物稱為補虛藥或補益藥，即通常所說的滋補中藥，並將其分為補氣藥、補血藥、補陰藥及補陽藥四大類。

1.補氣藥：可增強人體的功能活動，尤其對脾、肺兩臟的生理功能具有顯著的滋補強壯功效，因此多用於治療脾肺虛弱症。

對於脾肺虛弱者，可選用人參、西洋參、黨參、太子參、黃芪、白朮、靈芝、甘草、大棗、山藥、白扁豆、蜂蜜進行滋補。

2.補血藥：可滋補陰血，促進心、肝、脾、腎諸臟的功能，以滋生血液。

中醫認為，心主血脈，肝藏血，脾統血，腎藏精，精血同源，因此，心、肝、脾、腎諸臟的功能是否正常均與血液能否正常生成有關。

3.補陰藥：陰虛者多表現為虛火妄動、手足心熱、口燥咽乾、陰液不足、大便乾燥等，可選用補陰藥進行滋養，如沙參、天冬、麥冬、百合、枸杞子、玉竹、石斛、黃精、桑葚、女貞子、墨旱蓮、龜板、鱉甲、黑芝麻等。

4.補陽藥：可扶助人體陽氣，促進機體氣化功能，尤其對腎陽不足有顯著的增強效果。腎陽是人體陽氣的根本，全身各臟腑器官的陽氣均有賴於腎陽的溫煦和鼓舞。腎陽虛會出現畏寒怕冷、四肢不溫及性功能減退等，可選用補陽藥進行滋補，如鹿茸、冬蟲夏草、巴戟天、淫羊藿、紫河車、肉蓯蓉、鎖陽、黃狗腎、仙茅、杜仲、續斷、狗脊、骨碎補、沙苑子、菟絲子、韭菜子、補骨脂、益智仁、葫蘆巴、陽起石、蛤蚧、核桃仁等。

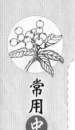

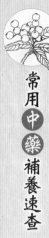

第二節 中藥的特點與應用

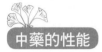
中藥的性能

　　中藥的性能是指藥物的性味和功能，即中藥的藥性，包括藥物的四氣五味、歸經、升降浮沉、毒性等方面，它是前人在長期與疾病作鬥爭的實踐中總結出來的寶貴經驗。

1.四氣

　　四氣又稱四性，指藥物的寒、熱、溫、涼四種藥性。另有一類藥物，藥性為平，是指既不偏寒涼，也不偏溫熱。但是，絕對的「平」並不存在，故仍歸於四氣範圍內。四性是根據藥物作用於機體所產生的反應總結出的，與病症的寒熱性質相對。以陰陽來分，寒涼屬陰，溫熱屬陽。一般而言，能夠減輕或消除熱症的藥物多屬寒涼性質。寒、涼其性相同，程度不等。涼者甚之為寒，寒者漸之為涼。同理，能夠減輕或治療寒症的藥物多屬溫熱性質，溫者漸之，熱者甚之。

2.五味

　　五味是指藥物具有的酸、苦、辛、甘、鹹五種不同的味道。五味是由味覺器官直接辨別出來的，或是在醫療實踐中，認識到藥物的味和藥理作用有近乎規律性的聯繫，從而加以分析歸納，上升為理論而得出的。因此，五味不僅表明藥物的實際味道，且能表明藥物的性能。

　　辛味藥：有發散、行氣、活血的作用，其中包括治療外感表症的藥物，如桂枝、紫蘇葉、薄荷等；治療氣滯症的藥物，如香附、陳皮

等；治療瘀血阻滯的藥物，如川芎、紅花等。

酸味藥：「能收能澀」，有收斂、固澀的作用，並能生津開胃、收斂止汗。酸味藥物多用於治療虛汗、泄瀉等，如山茱萸、五味子澀精斂汗，五倍子澀腸止瀉。

甘味藥：有補益、和中、緩急等作用。治療虛症的滋補強壯藥，如黨參、熟地黃等，及緩和拘急疼痛、調和藥性的藥物，如紅棗、甘草等。

澀味藥：與酸味藥的作用相似，多用於治療虛汗、泄瀉、尿頻、精滑、出血等症，如龍骨、牡蠣澀精，赤石脂澀腸止瀉。

苦味藥：「能泄能燥能堅」，有泄和燥的作用。「泄」的含義甚廣，有指通泄的，如大黃，適用於熱結便秘；有指降泄的，如杏仁，適用於肺氣上逆的喘咳；有指清泄的，如梔子，適用於熱盛心煩等。至於「燥」，多用於濕證，濕證有寒濕、熱濕的不同，溫性的苦味藥如蒼朮，適用於前者；寒性的苦味藥如黃連，適用於後者。此外，前人的經驗中，認為苦還有堅陰的作用，如黃柏、知母用於腎陰虧虛而相火亢盛的痿證，具有瀉火存陰（堅陰）的作用。

鹹味藥：「能下能軟」，有軟堅散結、瀉下的作用。多用於治療痰核、痞塊及熱結便秘等，如瓦楞子軟堅散結，芒硝瀉下通便等。

淡味藥：有滲濕、利尿的作用。多用於治療水腫、小便不利等，如通草、茯苓、薏苡仁等利尿藥，皆有淡味。

3.歸經

歸經是指某種藥物對某些臟腑經絡的病變能起到主要治療的作用。如麻黃發汗平喘，能治咳嗽氣喘的肺經病，故歸入肺經；芒硝瀉下軟堅，能治燥結便秘的大腸經病，故歸入大腸經；天麻祛風止痙，可治

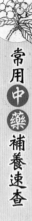

手足抽搐的肝經病，故歸入肝經。

4.升降浮沉

升降浮沉是指藥物在體內發生作用的趨向，基本可概括為「升浮」和「沉降」兩個方面。一般的規律是，升浮藥的作用趨向為向上、向外，具有發表、散寒、升陽、催吐等功效，能治療病位在表（如外感發熱）、在上（如嘔吐）、病勢下陷（如脫肛、內臟下垂）的病症；沉降藥的作用趨向為向下、向裡，具有潛陽、平逆、收斂、滲利、瀉下等功效，能治療病位在裡（如熱結便秘）、病勢上逆（如肝陽上亢的眩暈）的病症。

5.毒性

古代常將「毒藥」作為一切藥物的總稱，而把藥物的毒性看作藥物的偏性。中藥的毒性值得注意，雖然中藥大多直接來源於大自然，但切不可錯誤地認為其毒性小，安全係數高。「是藥三分毒」，中藥也不例外。在生活中，大毒、劇毒的藥物固然有致死者；而小毒、微毒甚至無毒的藥物，同樣也有中毒病例的發生，例如人參、艾葉、知母等也會產生中毒反應，這與劑量過大或服用時間過長等有密切關係。

中藥的配伍

中藥的相互作用是通過藥物配伍實現的。中藥配伍，是指有選擇地將兩種或兩種以上的藥物配合應用。藥物的配伍應用是中醫用藥的主要形式，方劑是藥物配伍應用的較高形式。中藥配伍有「相宜」、「禁忌」的不同。除了單行（指單用一味藥，亦即一種藥獨自發揮治療作

用，例如參湯只用人參一味）之外，中藥的相互作用包括相須、相使、相畏、相殺、相惡、相反等六種情況。

1.相須：即性能、功效相類似的藥物配合使用，互相協同，能明顯提高原有療效。如人參配黃芪，增加補氣作用；麻黃配桂枝，增加發汗解表功效；金銀花配連翹，明顯增強清熱解毒的治療效果等。

2.相使：即在性能、功效方面有某種共性的藥物相互配合應用，其中以一味藥為主，另一味藥為輔，輔藥提高主藥的療效。如清熱燥濕藥黃芩與攻下藥大黃，都能清熱瀉火止血，兩藥配合治療肺熱衄血時，以黃芩為主，大黃則提高黃芩清肺止血的治療效果；補氣藥黃芪與利水滲濕藥茯苓，都能益氣健脾利水，兩藥配合治療氣虛水腫時，以黃芪為主，茯苓提高黃芪補氣利水的治療效果。

3.相畏：指藥物之間的互相抑制作用，藥物毒性或副作用能被另一種藥物消減。如半夏畏生薑。

4.相殺：即一種藥物能減輕或消除另一種藥物的毒性或副作用。如生薑能減輕或消除生半夏和生南星的毒性或副作用，所以說生薑殺生半夏和生南星的毒。相畏與相殺是同一配伍關係從不同角度的兩種說法。

5.相惡：即兩種藥物合用，一種藥物與另一種藥物相互作用而致使原有功效降低，甚至喪失藥效。如人參惡萊菔子，因萊菔子能削弱人參的補氣作用。

6.相反：即兩種藥物合用，能產生或增強毒性反應或副作用的配伍關係。如烏頭反半夏。

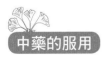

中藥的服用

中藥一般需將煎煮2次或3次的中藥液體合併，攪拌均勻後分為2～

3份，早晚或早中晚分別服用。中老年人用於滋補身體的補益中藥，最好是在飯前服用。早晨空腹服用，有利於吸收滋補的營養成分。其他的服用要點如下。

1.用溫水送服中藥：服用中藥時最好用溫水送服，不能用茶水、牛奶及果汁。茶葉中含有的成分可使藥物失去療效，也會刺激腸胃；牛奶中的蛋白質等容易破壞藥效。

2.服藥期間忌生、冷、油膩：生、冷類食物刺激腸胃，會影響藥物的吸收；油膩食物不易消化，會降低藥物療效。

3.服藥期間慎吃發物：服用中藥期間，最好不要吃發物，因為這些食物很容易誘發疾病。如韭菜、羊肉、蝦、蟹、糯米、梨、辣椒、馬鈴薯等。

4.不同體質的忌口：如果是陽虛體質，要忌食涼性食物，如西瓜、雪梨、香蕉等；如果是熱性體質，要忌食熱性食物，如薑、胡椒、白酒、大蒜等。

5.不同疾病，忌口不同：如果患有蕁麻疹、皮炎、濕疹，應忌食刺激性食物；如果患有哮喘，應忌食蛋、牛奶、魚蝦等富含高蛋白質食物。

中藥的禁忌

一般人認為，中藥比西藥溫和、不傷身體，其實中藥還是有一些必須注意的禁忌。如果對於相關禁忌不瞭解，譬如單一味中藥與其他味中藥之間搭配的關係錯誤，不但可能降低、破壞藥效，甚至可能使病情加劇，故不可不慎。

1.服藥時，宜少食豆類、肉類、生冷及不易消化的食物，以免增加

患者的腸胃負擔，影響患者恢復健康，尤其脾胃氣虛的患者，更應少食。

2.熱性疾病患者應禁食或少食酒類、辣味、魚類、肉類等食物，因為這些食物有膩滯、化熱、生痰作用，食後會助長病邪，加重病情。

3.服解表、透疹藥時應少食生冷及酸味食物，因冷物、酸味均有收斂作用，會影響藥物解表、透疹的功效。

4.服溫補藥時應少飲茶、少食蘿蔔。因茶、蘿蔔性涼下氣，會降低藥物溫補脾胃的功效。

此外，茶葉裡含有鞣酸，濃茶裡含鞣酸更多，如果用茶水服藥，鞣酸就會和藥物中的蛋白質、生物鹼或重金屬等起化學作用而產生沉澱，影響藥物療效。

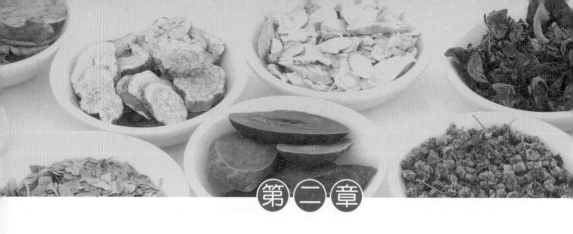

第二章

中藥治病

——氣血沖和，百病不生

　　氣血是構成人體的物質基礎、生命活動的動力源泉，氣血源於水穀，化生於臟腑，既是臟腑經絡功能活動之動力，又是臟腑功能活動之產物，是維持人體臟腑、經絡正常活動的基礎。

　　《黃帝內經》中云：「正氣存內，邪不可干。」又云：「人之所有者，氣與血耳。」朱丹溪云：「氣血沖和，百病不生，一有怫鬱，諸病生焉。故人身之病，多生於鬱。」只有氣血調和、運行通暢，才可百病不生，一旦氣滯血瘀，就會誘發各種疾病。可見，氣血充足、運行調暢是人體健康的重要保證。

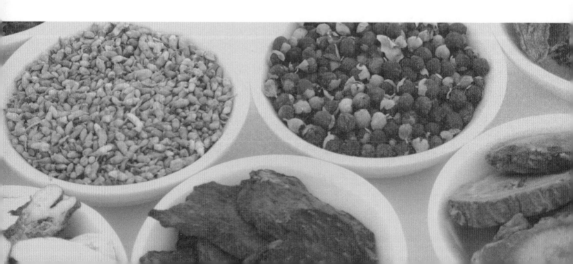

第一節 內科疾病

感冒

感冒（俗稱「傷風」）為臨床常見的外感疾病，主要是感受風邪所致，多發於氣候突變、寒暖失常之時。也有因起居不慎，冷熱不調，或雨淋、疲勞等使人體腠理疏鬆，衛氣不固，風邪乘虛侵襲而致病。並在不同的季節中，外邪往往隨著時令節氣而侵入，如冬季多屬風寒，春季多屬風熱，夏季多挾暑濕，秋季多兼燥氣，梅雨季節多挾濕邪。而在四時之中，又有氣候失常的情況，如春應溫而反寒，冬應寒而反溫，等等。感冒初起，一般多見鼻塞、流涕、打噴

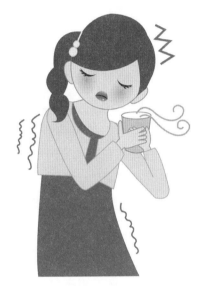

嚏、聲重，或頭痛、畏寒繼而發熱、咳嗽、喉癢或咽喉痛等。重則惡寒（甚至寒顫）、高熱、周身酸痛、疲乏等，屬於「時行感冒」，若無重感新邪，病程為5～10日。

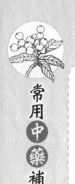

板藍根

性味歸經：性寒，味苦。歸心、胃經。

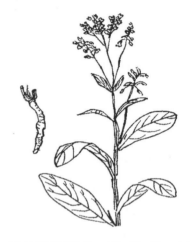

形態特徵：為十字花科植物菘藍的乾燥根。主根深長，外皮灰黃色。莖直立，葉互生；基生葉較大，具柄，葉片長圓狀橢圓形；莖生葉長圓形至長圓狀倒披針形，在下部的葉較大，向上漸小，先端鈍尖，基部箭形，半抱莖，全緣或有不明顯的細鋸齒。複總狀花序；花小，無苞，花梗細長；花萼4片，綠色；花瓣4片，黃色，倒卵形；雄蕊6枚，雌蕊1枚，圓形。長角果長圓形，扁平翅狀，具中肋。種子1枚，花期5月，果期6月。

多於秋季採挖，採收後抖淨泥土，在蘆頭和葉子之間用刀切開，分別曬乾，揀去黃葉及雜質，即得大青葉和板藍根。

良品辨識：根部直長而粗、質地堅實者為良品。

功效主治：清熱解毒，涼血利咽。用於急性熱病、大頭瘟毒、痄腮、濕熱黃疸等。

板藍根飲

原料：板藍根、貫眾各30克，甘草15克。

做法：開水沖泡代茶飲。

主治：流行性感冒。

防流感飲

原料：板藍根18克，羌活9克。

做法：水煎服。

主治：防治感冒。

板藍根胡蘿蔔肉醬

原料：板藍根9克，肉醬罐頭1瓶，胡蘿蔔3根，精鹽適量。

做法：1.板藍根洗淨，以1碗水煮成半碗藥汁備用。

2.胡蘿蔔洗淨削皮，切塊備用。

3.鍋中加入水、胡蘿蔔，注意水量要蓋過胡蘿蔔。

4.開火煮沸後改中火，煮到胡蘿蔔熟透後，將藥汁及肉醬罐頭倒入，一起煮到湯汁收濃，加入少許精鹽調味，即可食用。

主治：清熱利咽。

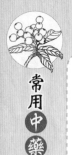

麻黃

性味歸經：性溫，味辛、微苦。歸肺、膀胱經。

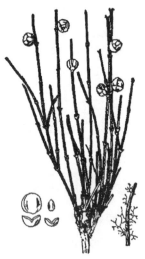

形態特徵：為麻黃科多年生草本植物草麻黃的乾燥草質莖。植株高20～40公分。老株木質化，呈小灌木。根莖常根臥於地。小枝圓狀，對生或輪生，乾後截面髓部呈棕紅色。葉對生，葉片退化成膜質鞘狀，下部合生，上部2裂，裂片呈三角形。5～6月開花，雄球花多呈複穗狀，雄蕊7～8枚。8～9月種子成熟，肉質紅色，卵圓形或半圓形，直徑6～7公厘。8～9月割取地上綠色草質莖，除去雜質，置於通風處晾乾。

良品辨識：以乾燥、莖粗、色淡綠或黃綠、內心色紅棕、手拉不脫節、味苦澀者為佳。

功效主治：發汗解表，宣肺平喘，利水消腫。用於外感風寒、咳嗽及水腫等。

🍵 麻黃東加減

原料：麻黃、生薑各3克，牛蒡子、防風、荊芥各10克，甘草6克。

做法：水煎服。

主治：風寒感冒、頭痛鼻塞。

麻黃葛根豆豉粥

原料：麻黃2克，荊芥6克，葛根20克，山梔子3克，生薑3片，淡豆豉、生石膏末各30克，蔥白10克，粳米100克。

做法：各味藥同入砂鍋，水煎沸5～10分鐘，去渣取汁，入粳米煮稀薄粥，服食。

主治：發汗，清熱。適用於感冒引起的高熱不退，頭痛無汗，肺熱喘急，煩躁，咽乾口渴，病毒性感染所引起的高熱無汗。

 ## 紫蘇麻黃湯

原料：紫蘇葉、薄荷、甘草各6克，葛根10克，麻黃5克，生薑2片。

做法：水煎服。

主治：感冒。

 ## 石膏麻桂湯

原料：石膏（先煎）120克，麻黃、桂枝各3克。

做法：水煎，分多次溫服。

主治：外感發熱。

慢性支氣管炎

慢性支氣管炎是由於感染或非感染因素引起氣管、支氣管黏膜及其周圍組織的慢性非特異性炎症。其病理特點是支氣管腺體增生、黏液分泌增多。臨床出現連續2年以上，每年持續3個月以上的咳嗽、咳痰或氣喘等症狀。早期症狀輕微，多在冬季發作，春暖後緩解；晚期炎症加重，症狀長年存在，不分季節。疾病進展可併發慢性阻塞性肺疾病、肺源性心臟病，嚴重影響工作和生活。

川貝母

性味歸經：性微寒，味苦、甘。歸肺、心經。

形態特徵：為百合科多年生草本川貝母的乾燥鮮莖。植株高15～50公分。鱗莖粗1～1.5公分，由3～4枚肥厚鱗瓣組成；鱗瓣肉質，類圓錐形或近球形，類白色，外層鱗瓣2枚，大小懸殊，大瓣緊抱小瓣，頂部閉合，內有類圓柱形心芽和2枚小鱗瓣。莖直立，常在中部以上有葉。單葉，葉片呈狹披針條形，先端漸尖，頂端多稍捲曲，6月開花，黃色或黃綠色，單朵生於莖頂；花被6片。7～8月結果，果實長圓形。

良品辨識：以質堅實、粉性足、色白者為佳。

功效主治：潤肺化痰，清熱散結。用於急慢性支氣管炎、肺炎、肺結核等。

二母丸

原料：川貝母、知母等份。

做法：共研粉，煉蜜為丸，每服6克。每日3次。

主治：陰虛肺熱、咳嗽少痰。

貝母散

原料：川貝母、紫菀、款冬花、杏仁、麥冬花各9克。

做法：水煎服。

主治：咳痰黏稠，或咳痰帶血。

二母石膏湯

原料：川貝母、知母、黃芩各10克，石膏、栝樓各15克。

做法：水煎服。

主治：慢性支氣管炎。

川貝櫻桃雪耳飲

原料：川貝母、杏仁各9克，銀耳10克，櫻桃50克，冰糖適量。

做法：1.櫻桃去梗，洗淨；杏仁去皮，打碎；川貝洗淨，放入藥
袋；銀耳洗淨，泡軟。

2.將泡軟的銀耳、杏仁及藥袋放入鍋內，加入適量清水，
以大火煮沸後轉小火煮20分鐘，加入冰糖攪拌至溶解。

3.放入櫻桃，再煮2分鐘即可。

主治：滋陰潤肺，降氣平喘。

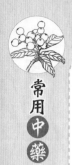

桔梗

性味歸經：性平，味苦、辛。歸肺經。

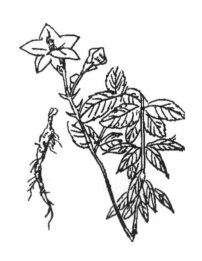

形態特徵：為桔梗科多年生草本植物桔梗的乾燥根。植株高30～90公分，全株光滑無毛。根肉質，圓柱形，或有分枝。莖直立，單一或分枝。葉近於無柄，生於莖中下部的葉對生或3～4片輪生，莖上部的葉有時為互生；葉片卵狀披針形。7～8月開花，花單生於莖頂，或數朵疏生於莖頂，或數朵成疏生的總狀花序；花萼鐘狀，先端5裂；花冠鐘狀，藍紫色，裂片三角形；8～10月結果，蒴果倒卵形，熟時頂部5瓣裂。種子卵形。

良品辨識：以質堅實、身乾、條長肥大、色白味苦者為佳。

功效主治：宣肺祛痰，利咽排膿。用於各種咳嗽、咽痛、肺癰等。

 ## 桔梗湯

原料：桔梗、炙甘草各9克。

做法：水煎服。

主治：咽喉腫痛、咳而胸滿。

桔梗黃芩湯

原料：桔梗、遠志、杏仁、知母各6克，黃芩10克。

做法：水煎服。

主治：急、慢性氣管炎。

桔梗荊芥粥

原料：桔梗12克，荊芥9克，甘草6克，粳米60克。

做法：將三味藥材用紗布包好水煎，去渣，加粳米常法煮粥。

主治：清熱宣肺，利咽止咳。

桔梗燉豬肺

原料：桔梗、紫菀、杏仁各10克，地骨皮15克，花旗參5克，豬肺2塊。

做法：1.將豬肺切成塊狀，反復用手擠壓除去泡沫，洗淨後放入清水中煮開，撈出放入燉盅內。

2.桔梗、紫菀、杏仁、花旗參、地骨皮洗淨後放入燉盅內，加適量水隔水燉3小時左右，調味後即可食用。

主治：潤肺止咳。

急性支氣管炎

　　急性支氣管炎是支氣管黏膜的急性炎症，多由感染、物理化學刺激或過敏等引起，常發生於氣候突變時。臨床上主要表現為咳嗽、咳痰等症狀，病情加重後可發展為細支氣管炎和支氣管肺炎，或加重原有呼吸系統疾病的病情。當人體抵抗力低下，如受寒、過度疲勞和營養不良等情況下容易罹患本病。

　　引起急性支氣管炎的常見病因是病毒、支原體和細菌等，在病毒感染的基礎上可繼發細菌感染。急性支氣管炎的治療主要是鎮咳、祛痰和抗感染治療。在季節、氣候變化時要及時增減衣服，尤其是寒潮來時，更要注意保暖。平時要經常鍛煉身體，增強體質。避免接觸過敏原。

枇杷葉

性味歸經：性微寒，味苦。歸肺、胃經。

形態特徵：為薔薇科常綠小喬木枇杷的乾燥葉。植株高3～8公尺。莖直立，小枝粗壯，被鏽色絨毛。單葉互生，革質，長橢圓形至倒卵狀披針形，先端短尖，基部楔形，邊緣有疏鋸齒，上面深綠色有光澤，下面密被鏽色絨毛。花淡黃白色，頂生圓錐花序。漿果狀梨果卵形、橢圓形或近圓形，熟時橙黃色。全年採葉，鮮用或曬乾，用時刷去葉背面絨毛。

良品辨識：葉大、色灰綠、不破碎者為佳。

功效主治：清肺化痰止咳，降逆止嘔。用於急性支氣管炎、各種咳喘、胃熱嘔吐等。

 ## 杷葉款冬花湯

原料：枇杷葉15克，款冬花12克。

做法：水煎服。

主治：乾咳、燥咳。

 ## 枇杷清肺飲

原料：枇杷葉、炙桑皮、北沙參、山梔子各9克，黃芩、炙甘草各3克，黃連1.5克。

做法：水煎服。

主治：肺熱咳嗽，痰黃而黏。

 ## 枇杷綠豆湯

原料：枇杷葉8克，玫瑰花5克，綠豆、海帶各15克，紅糖適量。

做法：以上食材同煮20分鐘左右，加入適量紅糖，稍煮即可。

主治：清熱止咳。

 ## 杷葉魚腥草湯

原料：魚腥草15克，枇杷葉、薄荷各6克，甘草3克。

做法：水煎服，每日1劑，連服數日。

主治：咳嗽之風熱症。

苦杏仁

性味歸經：性微溫，味苦，有小毒。歸肺、大腸經。

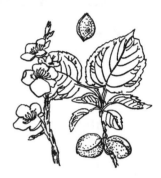

形態特徵：為薔薇科落葉喬木山杏及杏的乾燥成熟種子。葉互生，卵圓形，先端長漸尖，基部圓形或略近心形。邊緣有細鋸齒或不明顯的重鋸齒，主脈基部被白色柔毛，葉柄帶紅色。花先於葉開放，單生於小枝端；花梗短或幾無梗；花萼5裂，花瓣5片，白色或粉紅色，闊卵形，長寬幾乎相等。果黃紅色，卵圓形，略扁，側面具一淺凹槽，微被絨毛；核近於光滑，堅硬，扁心形，具溝狀邊緣；內有種子1枚，心形，紅色。花期3～4月，果期4～6月。

良品辨識：顆粒均勻、飽滿肥厚、味苦、不發油者為佳。

功效主治：止咳平喘，潤腸通便。用於感冒咳嗽、支氣管炎、肺炎、哮喘、百日咳等。

☕ 杏仁粥

原料：杏仁5～10個，大米50克，白糖適量。

做法：大米淘洗乾淨，放入鍋中，加入適量清水熬煮為稀粥，粥將熟時調入杏仁泥、白糖，繼續煮至粥熟即可。或將杏仁放入鍋中，倒入適量清水煎汁，加入淘洗乾淨的大米煮為稀粥服食，每天1劑。

主治：止咳平喘，潤腸通便。適用於咳嗽氣喘、腸燥便秘等。

減味麻黃湯

原料：炙麻黃6克，杏仁10克，甘草3克。

做法：水煎服。

主治：咳嗽之風寒症。

杏仁燉雪梨

原料：苦杏仁10克，雪梨1個。

做法：雪梨洗淨，上部挖1個小洞，放入杏仁。加半碗清水，放入燉盅，隔水燉1小時。吃雪梨喝湯。每日2次。

主治：清熱生津，化痰止咳。對於支氣管炎和腸燥便秘等效果頗佳。

杏仁豆腐

原料：杏仁100克，粳米50克，洋蔥10克，蜂蜜20毫升，白糖適量。

做法：1.杏仁用水浸泡，去皮，切碎；粳米淘淨，與杏仁加水磨成漿，過濾取汁。

2.洋蔥洗淨，放入鍋中，加水100毫升，上籠蒸20分鐘取出，用紗布去渣。

3.鍋置火上，下洋蔥汁、杏仁漿，煮開後閉火，即成杏仁豆腐。

4.另起鍋，再點火，加水、白糖、蜂蜜，燒開後起鍋，澆在杏仁豆腐上即成。

主治：生津潤燥，止咳定喘。

肺炎

　　肺炎主要是由感染病毒、病原體、細菌、真菌等引起的。本病分為大葉性、小葉性、間質性、病原體性、非典型性、中毒性等多種肺炎，發病之初伴有輕微的感冒症狀，幾小時後高熱、呼吸急促、咳嗽、面紅、胸痛或咯出膿性鐵銹色痰。小兒時有痙攣發生。病重者神志模糊、嗜睡、譫妄、下痢、蛋白尿、煩躁不安等。該病來得急，去得也快。很容易引發胸膜炎、心包炎、肺膿腫等，危重時甚至有生命危險，患者千萬不能忽視。

蘆根

性味歸經：性寒，味甘。歸肺、胃經。

　　形態特徵：為禾本科多年生草本植物蘆葦的新鮮或乾燥根莖。植株高1～3公尺。根莖粗壯，匍匐。莖直立，中空，節上常有白粉，葉二裂或互生，具抱莖的葉鞘；葉片廣披針形，長20～50公分，寬2～5公分，先端尖，基部鈍圓，平行脈。圓錐花序，頂生，紫色或淡黃色。毛帚狀，長10～40公分，微向下垂；小穗線狀披針形，有小花4～7朵。穎果長圓形。

　　良品辨識：條粗壯、黃白色、有光澤、無鬚根、質嫩者為良品。

　　功效主治：清熱生津，除煩止嘔。用於流感、肺炎、急性胃炎等。

生蘆根粥

原料：鮮蘆根500克，竹茹15克，生薑6克，粳米100克。

做法：1.將蘆根、竹茹水煎取汁去渣。

2.向藥汁中加入粳米及適量水同煮。

3.八成熟時下薑片，至粥熟即可食用。

主治：清熱化痰，止咳。

 ## 蘆薏湯

原料：蘆根30克，薏苡仁20克，桃仁6克，冬瓜仁9克。

做法：水煎服。

主治：肺癰、發熱、咳嗽、痰中帶血。

 ## 蘆石湯

原料：蘆根30克，石膏15克，杏仁10克，麻黃3克，甘草6克。

做法：水煎服。

主治：大葉性肺炎。

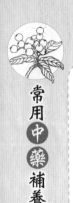

魚腥草

性味歸經：性微寒，味辛。歸肺經。

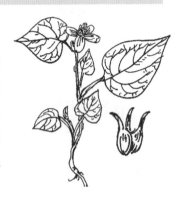

形態特徵：為三白草科多年生草本植物蕺菜的全草。植株高20～40公分。生於田邊、路旁、山谷陰濕處。全株有濃烈的魚腥氣。根狀莖有節。葉互生，心形，長3～8公分，表面綠色，背面紫紅色，葉柄基部有鞘狀托葉。夏季開花，穗狀花序與葉對生，有4片白色的總苞片，很像花瓣。蒴果近圓形。

良品辨識：莖葉完整、色灰綠、有花穗、魚腥氣濃者為良品。

功效主治：清熱解毒，消癰排膿，利尿通淋。用於肺炎、支氣管炎、上呼吸道感染、尿道炎、中耳炎等。

魚腥草炒雞蛋

原料：雞蛋300克，魚腥草、花生油各15克，精鹽2克，大蔥5克。

做法：1.魚腥草擇去雜物，清水洗淨，用刀切成小段；大蔥洗淨切成蔥花。

2.將雞蛋打入碗內，用筷子順一個方向攪勻。

3.炒鍋置於火上，倒入花生油，燒熱。

4.蔥花煸香，加適量精鹽，再放入魚腥草，後倒入雞蛋一起煸炒至成塊即成。

主治：清熱解毒，滋陰潤肺。

一點紅湯

原料：一點紅30克，崗梅根25克，蒲公英20克，魚腥草15克（後下）。

做法：水煎，分2～3次服，每日1劑，連服5～7天。

主治：肺炎。

虎杖魚青湯

原料：魚腥草、大青葉各30克，虎杖60克，栝樓仁15克。

做法：水煎服。

主治：急性肺炎。

威靈魚腥湯

原料：威靈仙15克，魚腥草30克（後下）。

做法：水煎服。

主治：肺炎。

魚腥草拌萵筍

原料：魚腥草（鮮品）、萵筍各250克，精鹽、味精各3克，料酒10克，白糖、芝麻油各5克。

做法：1.將魚腥草去老梗、黃葉，洗淨；萵筍去皮，切成4公分長的細絲。

2.將魚腥草、萵筍、精鹽、味精、料酒、白糖、芝麻油一起拌勻即成。

主治：清熱解毒，利濕排膿。

哮喘

　　典型的支氣管哮喘，發作前有先兆症狀如打噴嚏、流鼻涕、咳嗽、胸悶等，如不及時處理，可因支氣管阻塞加重而出現哮喘，嚴重者被迫採取坐位或呈端坐呼吸，乾咳或咯大量白色泡沫痰，甚至出現發紺等。但一般可自行用平喘藥物等治療後緩解。某些患者在緩解數小時後可再次發作，甚至導致哮喘持續狀態。

　　此外，在臨床上還存在非典型表現的哮喘，如咳嗽變異型哮喘，患者在無明顯誘因的情況下咳嗽兩個月以上，夜間或凌晨哮喘發作，運動、吸入冷空氣等可誘發或加重症狀。

白果

性味歸經：性平，味甘、苦、澀，有毒。歸肺、腎經。

形態特徵：為銀杏科植物銀杏的乾燥成熟種子。銀杏樹高可達30公尺。樹幹直立，樹皮灰色。葉在短枝上簇生，在長枝上互生。葉片扇形，葉柄長2～7公分。花單性，雌雄異株；雄花呈下垂的短柔荑花序，有多數雄蕊，花藥2室，生於短柄的頂端；雌花

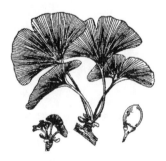

每2～3個聚生於1個短枝上，每花有1長柄，柄端兩杈，各生1心皮，胚珠附生於上，通常只有1個胚珠發育成熟。種子核果狀，倒卵形或橢圓形，淡黃色，被白粉狀蠟質；外種皮肉質，有臭氣；內種皮灰白色，骨

質，兩側有稜邊；胚乳豐富，子葉2片。花期4～5月，果期7～10月。

良品辨識：粒大、殼色黃白、種仁飽滿、斷面色淡黃者為良品。

功效主治：斂肺定喘，止滯濁，固縮小便。用於肺結核、哮喘、慢性支氣管炎、小便頻數、遺尿、白帶異常等。

白果湯

原料：白果5～10粒。

做法：將白果連殼打碎，水煎服。

主治：咳嗽氣喘。

白果蜂蜜飲

原料：炒白果9克，蜂蜜適量。

做法：炒白果去殼，加水煎煮，加入適量蜂蜜，連湯食用。

主治：潤肺定喘。

白果炒雞蛋

原料：白果15克，雞蛋2個，精鹽、味精適量，植物油50克。

做法：1.白果去殼，用溫水浸泡一夜，撈起，去除白果芯（白果芯含有毒物質），剁成細末。

2.雞蛋打入碗內，放入白果末、味精、精鹽，攪勻。

3.炒鍋置於大火上，下入植物油，燒至六成熱時改中火；然後用筷子邊攪動雞蛋，邊徐徐往鍋內倒入蛋液，待一面煎黃後，翻轉過來，再將另一面煎黃即成。

主治：斂肺止帶。用於哮喘、痰嗽、白帶異常、小便頻數。

桑白皮

性味歸經：性寒，味甘。歸肺經。

形態特徵：為桑科植物桑的乾燥根皮，桑樹高3～15公尺。樹皮灰白色，有條狀線裂，根皮白棕色或紅黃色。單葉互生，葉柄長1～2.5公分，葉片卵形或寬卵形，長5～20公分，寬4～10公分，先端尖銳或漸突，基部圓形或近心形，邊緣有粗鋸齒，上面無毛，早落。花單性，雌雄異株，花序排列成穗狀，腋生。雌花序長1～2.5公分，被毛，總花梗長0.5～1公分；雄花序長1～2.5公分，下垂，略被細毛。雄花具花被片4枚，雄蕊4枚，中央有不育的雌蕊；雌花具花被片4枚，基部合生，柱頭2裂，瘦果。多數密集成一卵圓形的聚合果，長1～2.5公分，初時綠色，熟後為紫色或紅色。種子小，花期4～5月，果期5～6月，生於丘陵、山坡、村旁等。

良品辨識：色白、皮肉厚、無栓皮、質柔韌、嚼之有黏性，可成絲團者為良品。

功效主治：瀉肺平喘，利水消腫。用於肺熱咳嗽、痰熱阻肺、水腫等。

☕ 二母白皮湯

原料：浙貝母、知母各4.5克，甘草1克，枳實2克，茯苓、栝樓仁、陳皮、桑白皮各3克，黃芩、梔子各3.5克，生石膏6克。

做法：共研為細末，加生薑3片，水煎服。

主治：風熱咳嗽。

桑白皮杏仁湯

原料：桑白皮、苦杏仁各15克，豬肺250克。

做法：豬肺切片，擠洗乾淨，與桑白皮、苦杏仁加水同燉至爛熟，飲湯食豬肺。

主治：哮喘。

紫菀湯

原料：紫菀、車前子、杭白芍、桑白皮、知貝母、炙牛蒡子各9克，射干、遠志肉各4.5克，杏仁12克，甘草3克，枇杷葉（去毛包煎）3片。

做法：水煎服，早晚各1次。

主治：潤肺下氣，化痰宣肺，止咳。對於急性氣管炎有療效。

米花桑白皮湯

原料：桑白皮30克，糯米花50克。

做法：1.將糯米花放入燉盅，加水300毫升。桑白皮洗淨，放入燉盅。

2.燉盅置大火上煮沸，改小火煎20分鐘即可。

主治：清熱止咳。

肺結核

　　肺結核是由結核桿菌侵襲而來，舊稱「肺癆」。此病症狀為感覺全身不適、易乏力厭食、心跳加速、盜汗、消瘦、精神改變。女性月經失常，同時咳嗽，引起胸痛，臉頰潮紅。有時肺組織損壞可導致吐痰、咯血。

地骨皮

性味歸經：性寒，味甘。歸肺、肝、腎經。

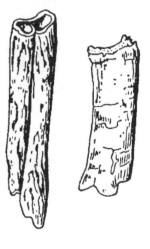

　　形態特徵：為茄科落葉灌木植物枸杞子的根皮。植株高約1公尺。枝條細長，常彎曲，淡灰色，嫩枝頂端呈刺狀，葉腋有銳刺。葉互生或3～5片叢生，單葉；葉片卵形、卵狀菱形或卵狀披針形，頂端尖，基部狹，全緣，兩面均無木心。5～10月開花，花淡紫色或粉紅色，單朵或3～4朵生於葉腋或同葉簇生；花萼通常3中裂或4～5齒裂，裂片邊緣有毛；花冠漏斗狀，5深裂，裂片邊緣有毛；雄蕊5枚，花絲近基部有密生絨毛，此密生絨毛稍短於花冠。6～11月結果，果實卵形，成熟時紅色。皮可入藥。

良品辨識：塊大、肉厚、無木心與雜質者為良品。

功效主治：涼血除蒸，清肺降火。用於肺結核低熱不退、小兒麻疹、肺炎、氣管炎、糖尿病、高血壓等。

地魚功勞湯

原料：地骨皮、魚腥草、功勞木各15克。

做法：水煎服。

主治：肺結核潮熱。

地骨皮豬胰湯

原料：地骨皮480克，豬胰子200克，雞蛋60克，精鹽3克，花生油5克，枸杞葉適量。

做法：1.枸杞葉洗淨待用；地骨皮洗淨捆好，加水先煲；豬胰子切塊；雞蛋攪勻。

2.水煮沸時放入全部材料，加花生油和精鹽，煮沸片刻即可食用。

主治：清熱，利尿，健胃。

地骨皮燉豬肺

原料：桔梗18克，地骨皮10克，花旗參、紫菀各12克，杏仁適量，豬肺1個，薑2片。

做法：1.豬肺反復灌水洗淨，然後擠壓出污水，至豬肺變白為止。

2.把所有材料（除薑外）洗淨後放入燉盅內加水燉，另外用薑煲滾水，兌入燉盅內同燉3～4小時即成。

主治：補氣虛，化痰兼潤肺。治久咳。

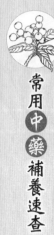

地骨皮湯

原料：地骨皮、知母、銀柴胡、太子參、黃芩各10克，鱉甲6克，茯苓12克。

做法：水煎服。

主治：骨蒸潮熱，肺結核盜汗。

天葵子

性味歸經：有小毒，味甘、苦，性寒。歸肺經。

形態特徵：為毛茛科多年生草本植物天葵的乾燥塊根。植株高15～30公分。根莖塊狀，倒卵形，灰黑色，內部肉質白色，形似「老鼠屎」。基生葉叢生，有長柄；三出複葉，各小葉再三裂，葉面綠色，背面紫色；莖生葉有短柄，比根生葉小。花單生於莖頂及葉腋，白色，外帶紫紅色。果熟時裂開。種子黑色。3～4月開花。果實立夏前成熟，全草接著就枯死。全草入藥，1～4月採集，鮮用或曬乾。

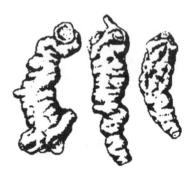

良品辨識：個大、身乾、質輕、斷面色白者為良品。

功效主治：清熱解毒，消腫散結，化痰利尿。用於毒蛇咬傷，肺結核、乳腺炎、瘡癰腫毒等。

天葵豬肚湯

原料：天葵子30克，豬肚1個。

做法：常法做湯，共煮爛，服湯食豬肚。

主治：肺結核。

 ## 抗結核合劑

原料：貓爪草40克，天葵子20克，薏苡仁、生牡蠣（先煎）各30克，蒸百部15克，天龍末（沖服）3克。

做法：水煎服，每日1劑，日服2次。也可煎水外洗，3個月為1個療程。

主治：清熱祛痰，軟堅散結，抗癆殺蟲。適用於各種結核病。

 ## 天葵散

原料：天葵子30克。

做法：研藥為末，每服5克，開水沖服，每日2次。

主治：肺結核。

頭痛

頭痛是臨床上最為常見的症狀之一。頭痛可伴有流淚、鼻塞、眼瞼水腫、流涕、眼結膜充血等。其治療方法因頭痛類型不同而有所不同，常見的頭痛類型有偏頭痛、緊張性頭痛、腦腫瘤頭痛、缺氧性頭痛。

偏頭痛發作時，會在單側顳部或眼眶後出現搏動性頭痛，並伴有噁心、嘔吐、疲勞感等；緊張性頭痛大多與精神狀態、作息時間、光線有關；腦腫瘤頭痛多是由顱骨內壓增高並逐漸加重導致的。

頭痛的原因多而複雜。一是心理及精神因素所致，如壓力過大、精神緊張等；二是器質性疾病引起的，如顱內各種炎症、腦腫瘤、腦血管疾病、高血壓等。

對於一些尚未明確病因的頭痛，一定要先控制病情，以緩解疼痛症狀。如果是緊張性頭痛或偏頭痛，應避免光線刺眼、作息不規律、失眠等相關問題。

川芎

性味歸經：性溫，味辛。歸肝、膽、心包經。

形態特徵：為傘形科多年生草本植物川芎的乾燥根莖。植株高30～70公分。根莖發達，形成不規則的結節狀拳形團塊，黃棕色，有濃烈香氣。莖直立，圓柱形，中空，表面有縱溝紋，下部莖節膨大成盤狀。葉互生，莖下部葉3～4回3出式羽狀全裂，羽片4～5對，末回裂片

線狀披針形或長卵形，先端尖，兩面無毛或僅葉脈有短柔毛；葉柄長3～10公分，基部擴大成鞘。7～8月開花，花白色，排成複傘形花序生於枝頂或枝側。9～10月結果，幼果橢圓形，扁平。

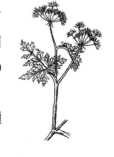

良品辨識：質堅實，斷面褐黃色，形成層有明顯環狀，有特異清香者為良品。

功效主治：活血行氣，祛風止痛。適用於冠心病、心絞痛、月經不調、風濕性關節炎、三叉神經痛、感冒、頭痛等。

☕ 川芎茶調散

原料：川芎3克，細辛1.5克，白芷、羌活、防風、薄荷各6克，荊芥、甘草各3克。

做法：上述藥材共研為末，每服3克，每日3次。

主治：風寒外感，偏頭痛。

☕ 頭痛飲

原料：川芎、當歸各10克，蜈蚣1條（研末）。

做法：前兩味水煎2次，合併，分2次沖服蜈蚣粉，每日2次，12天為1個療程。也可按上方比例剉碎，每次用10克，每日2～3次，開水沖服。

主治：多種頭痛。

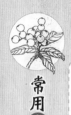

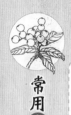

☕ 竹茹夏茯湯

原料：半夏、廣陳皮、茯苓各20克，竹茹30克，炒枳實、川芎各15
　　　克，黃芪10克，生薑5片，甘草6克。

做法：每日1劑，水煎服，早晚分2次服。

主治：頭痛。

（**隨症加減**：痛在前額者加白芷、葛根；痛在顳者加柴胡；痛在巔
頂者加吳茱萸、槁本；痛在枕者加羌活、防風；全頭痛者加枸杞子
、人參；肝氣鬱結者加山梔子、鬱金；血瘀者加丹參、地龍；經期
頭痛者加益母草；寒盛者加細辛。）

龍膽

性味歸經：性寒，味苦。歸肝、膽經。

　形態特徵：為龍膽科多年生草本植物條葉
龍膽、龍膽的乾燥根及根莖。植株高30～60公
分。根莖短，簇生多數細長的根，淡棕黃色。莖
直立，粗壯，通常不分枝，粗糙，節間常較葉為
短。葉對生，無柄，基部葉甚小，鱗片狀；中部
及上部葉卵形、卵狀披針形或狹披針形。花無
梗，數朵成束簇生於莖頂及上部葉腋。蒴果長圓
形，有短柄，成熟時2瓣裂。種子細小，線形而
扁，褐色，四周有翅。花期9～10月。果期10月。

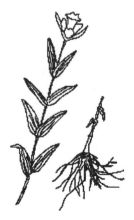

良品辨識：條粗長、色黃、殘莖少者為良品。

功效主治：清熱燥濕，瀉肝膽火。用於頭痛、目赤、咽痛、黃疸等。

☕ 清火粥

原料：龍膽、黃芩、山梔子各3克，澤瀉、柴胡各5克，車前子15克，木通、當歸尾各10克，生地20克，甘草6克，粳米150克，白糖30克。

做法：1.將以上藥物炮製後，洗淨，放入瓦鍋內，加水500毫升，煎煮25分鐘，停火，過濾，去渣留藥液。

2.將粳米淘洗乾淨，放入鍋內，加入藥液，另加清水500毫升，置大火上燒沸，再用小火煮35分鐘，加入白糖調勻即成。

主治：清瀉相火。

☕ 龍膽草清飲

原料：龍膽草6克，野菊花、蒼耳子、白芷各10克，蜂蜜30克。

做法：前4味分別洗淨，晾乾，切碎，同放入砂鍋，加水浸泡片刻，煎煮30分鐘，用潔淨的紗布過濾，去渣，取濾汁放入容器，待其溫熱時，兌入蜂蜜，攪拌均勻即可。早晚2次分服。

主治：清熱解毒，通竅止痛。

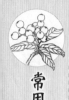

眩暈

眩暈，即頭暈目眩。本病發生的原因多樣，中醫將眩暈分為虛實兩種。

虛證眩暈常因體弱生病或過度疲勞後發作，頭暈目眩，常見於貧血患者，伴有面色蒼白，唇色、甲色蒼白，食欲差，心悸、失眠等。有時蹲坐姿勢維持久了，突然站起來，導致眼前忽然黑暗，甚至眼冒金星，無法站穩而跌倒，這是「良性陣發性體位性眩暈」。發作時間往往短於1分鐘，因血壓普遍過低，突然的姿勢改變使血液無法上達於腦，腦部暫時性缺血而致眩暈。

虛證眩暈患者，治療以補氣血、益腎養陰為主，生活上可適度運動，增進心肺功能，改變姿勢時最好和緩漸進，以策安全。

實證眩暈經常和情緒波動有關，如急怒、焦慮、憂鬱、緊張等情緒，導致頭部輕飄、面紅目赤、胸悶、呼吸困難、嘴角或手指麻木，甚至有噁心、嘔吐、痰涎出現，此即「心因性頭暈」，又稱「過度換氣綜合症」。即在情緒緊張時，出現呼吸加快而過度吸入氧氣，同時也過度呼出二氧化碳，二氧化碳突然過度減少，從而引起呼吸性鹼中毒，出現眩暈、心跳加速、呼吸困難等。突發性的天旋地轉也屬本類，嚴重時會難以站立或行走，發作時間長達數小時或數日，並伴有耳鳴、耳塞、噁心、嘔吐或暫時性失聰，應前往耳鼻喉科檢查。

實證眩暈患者，治療以降火、祛痰、化瘀為主，生活上應學習緩解壓力的方法，讓自己保持心平氣和的狀態。

天麻

性味歸經：性平，味甘。歸肝經。

形態特徵：為蘭科多年生寄生草本植物天麻的乾燥塊莖。植株高30～100公分，全體無葉綠素。塊莖橢圓形或長圓形，淡黃色，肉質，橫生，有不明顯的環節。莖圓柱形，黃褐色，單一，直立，光滑無毛，節上有鞘狀鱗片。葉退化為鱗片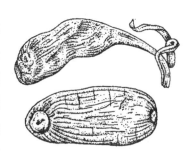狀，淡黃褐色，膜質。6～7月開花，花黃棕色，排成總狀花序；花被片合生成歪斜筒狀，頂端5裂；唇瓣白色，3裂；發育雄蕊1枚，全蕊柱長約0.6公分。7～8月結果，果實長圓形，長約1.5公分。種子多而細小，粉末狀。

良品辨識：肥厚體大，色黃白、質地堅實沉重、斷面明亮、無空心、有鸚哥嘴者為良品。

功效主治：熄風止痙，平肝潛陽，通絡止痛。用於高血壓、三叉神經痛、風濕性關節炎、眩暈等。

🍵 天麻丸

原料：天麻15克，川芎60克。

做法：共研為末，煉蜜為丸。如芡實大，每飯後1丸，用茶或酒調服下。

主治：風痰眩暈，心悸怔忡。

天麻鉤藤湯

原料：天麻18克，鉤藤30克。

做法：水煎服。

主治：眩暈。

清蒸天麻鯽魚

原料：天麻5克，鯽魚1條（約500克），蔥、薑、精鹽、料酒、
雞精各適量。

做法：鯽魚去鱗、內臟，洗淨，加入調料，盛放於盤中；天麻洗
淨，切片，放於魚上或兩側，加水少量，於籠中蒸熟，即
可食用。

主治：防治眩暈。

天麻蒸雞蛋

原料：天麻、醬油各10克，雞蛋1個，精鹽3克，芝麻油、蔥各5
克。

做法：把雞蛋打入蒸盆內，蔥切碎，天麻烘乾，打成細粉；把蔥花
、天麻粉、醬油、精鹽、芝麻油放入雞蛋蒸盆內，拌勻，
加適量清水；把蒸盆置蒸籠內，大火蒸15分鐘即成。

主治：補肝養腎，養心安神。

珍珠母

性味歸經：性寒，味鹹。歸肝、心經。

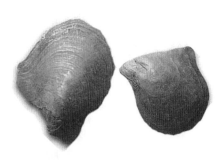

形態特徵：為蚌科動物三角帆蚌的貝殼。貝殼2片，殼堅厚，略呈圓形。殼的長度與高度幾乎相等，通常長10～15公分，大者可達20公分。殼頂向前彎，殼頂前後有兩耳，後耳較大。殼表面黑褐色。左殼稍凸，右殼較平，殼頂光滑，綠色。殼內面珍珠層厚，有虹光色彩，邊緣黃褐色。鉸合線直，在殼頂下有1或2個主齒，韌帶細長，紫褐色。閉殼肌痕大，略呈葫蘆狀。外套痕簡單，足舌狀，具足絲。珍珠層可入藥。全年均可採集。將貝殼用鹼水煮過，漂淨，洗去外層黑皮，煅後或研成粉末即為「蚌粉」。

良品辨識：體大、整齊、內面光潔、無泥沙雜質者為良品。

功效主治：平肝潛陽，鎮驚安神，清肝明目。用於高血壓、神經衰弱、結膜炎、角膜炎等。

珍珠潛陽湯

原料：珍珠母、代赭石、龍齒、生地、女貞子各15克。

做法：水煎服。

主治：肝陽上亢之眩暈。

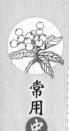

貞珠蓮膝湯

原料：珍珠母20克，女貞子30克，旱蓮草10克，牛膝9克。

做法：水煎服，每日1劑，分2次服，連服3～5天。

主治：肝陽上亢，頭暈頭痛，耳鳴面熱。

珍珠母丸

原料：珍珠母22克，酸棗仁、柏子仁、當歸、熟地、人參各30克，茯神、沉香、犀角、龍齒各15克。

做法：所有材料研為末，制蜜丸如梧桐子大，朱砂為衣，每日服2～3次，每次服40～50丸，金銀花、薄荷湯送服。

主治：滋陰養血，鎮心安神。主治陰血不足，肝陽偏亢。症見神志不寧，入夜少寐，時而驚悸，頭目眩暈，脈細弦等。

失眠

　　失眠是指經常不能獲得正常睡眠，入睡困難或睡覺不踏實，時時易醒，醒後不易再次入睡，甚至徹夜不眠的病症。失眠是臨床上常見的一種症狀，常見於神經症、更年期綜合症等。其發生原因主要是長期精神緊張、過度思慮等導致大腦的興奮與抑制功能失調。當大腦皮質興奮性增高，而抑制功能不足時，表現為頭暈、頭痛，情緒不穩定，易激動，多汗，入睡淺且多夢，對聲和光的刺激特別敏感。

　　中醫學將失眠稱為「不寐」、「不得眠、不得臥」。失眠的病因有很多，如思慮過度，勞傷心脾，心血暗耗，神不守舍；情志所傷，氣鬱化火，擾動心神；素體虛弱，腎陰耗傷，水不濟火，心陽獨亢，心虛膽怯等。失眠的病機是陰血不足，心神不安。

酸棗仁

性味歸經：性平，味甘、酸。歸心、肝經。

形態特徵：為鼠李科植物酸棗的乾燥成熟種子。落葉灌木或小喬木。生於山坡陽處，常自成灌木叢。枝直立，枝上具刺。葉互生，橢圓形或卵狀披針形，托葉常為針刺狀。花2～3朵，簇生於葉腋；花小，黃綠色；萼片、花瓣5片，雄蕊5枚。核果近球狀或廣卵狀，熟時暗紅褐色，

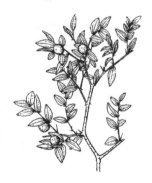

果肉薄，味酸；果核兩端常為鈍頭。花期4～5月，果期9～10月。

良品辨識：粒大、飽滿、有光澤、外皮紅棕色、無核殼者為良品。

功效主治：養心益肝，安神斂汗。用於失眠自汗、驚悸怔忡、神經衰弱等。

酸棗仁散

原料：酸棗仁100克。

做法：研細粉，睡前取10克沖服。

主治：失眠，心悸。

酸棗仁粥

原料：酸棗仁60克，粳米400克。

做法：酸棗仁炒熟，放入鍋內，加水適量煎熬，取其藥液；將粳米淘洗乾淨，放入鍋內，再將藥液倒入煎煮，米熟即成。每次食粥一小碗，每日3次。

主治：養陰，補心，安神。

棗仁茯藤湯

原料：炒酸棗仁15克，蟬蛻、竹葉各6克，茯神、鉤藤各10克，生甘草3克。

做法：水煎，每日1劑，早晚分2次服。

主治：失眠。

芪棗大蝦

原料：對蝦500克，黃芪、酸棗仁各30克，精鹽2克，料酒、大蔥、薑各5克。

做法：將黃芪、酸棗仁熬成藥液；對蝦去鬚、爪，放入大碗內；加入藥液、精鹽、料酒、蔥段、薑片，蒸熟即可。

主治：寧心安神，益腎健脾。

柏子仁

性味歸經：性平，味甘。歸心、腎、大腸經。

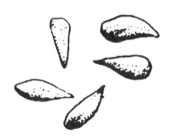

形態特徵：為柏科植物側柏的乾燥成熟種仁。長卵形或長橢圓形，長0.3～0.7公分，直徑0.1～0.3公分。新品黃白色或淡黃色，陳品呈黃棕色，並有油點滲出。種仁外面常包有薄膜質種皮，頂端略尖，圓三稜形，基部鈍圓。質軟油潤，斷面黃白色，胚乳較多，子葉2枚，均含豐富的油質。氣微香，味淡而有油膩感。

良品辨識：粒大、飽滿、色黃白、油性大而不泛油，無皮殼雜質者為良品。

功效主治：養心安神，潤腸通便。用於虛煩失眠、腸燥便秘等。

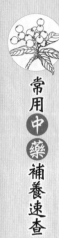
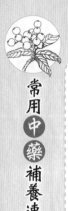

安眠湯

原料：柏子仁、黨參、遠志、龍眼肉、茯苓、大棗、當歸、五倍子各適量。

做法：水煎服。每日1劑。

主治：失眠。

雙仁湯

原料：酸棗仁、夜交藤各15克，柏子仁、茯神各12克。

做法：水煎服。

主治：失眠，神經衰弱，心悸。

柏仁煮花生米

原料：柏子仁30克，花生米500克，精鹽、蔥段、薑片、花椒、桂皮各適量。

做法：花生米去雜質洗淨；柏子仁揀淨，用淨布包好。將花生米、柏子仁，加蔥段、薑片、花椒、桂皮放入鍋中，再加入適量清水，旺火燒沸後，改小火燜燒至熟，加入精鹽再燉片刻即可。

主治：鎮靜安神，助眠。

健忘症

健忘症是指記憶力差、遇事易忘，但思維意識仍屬正常的症狀，醫學上稱之為暫時性記憶障礙。

健忘症的發病原因是多樣的，與年齡有關，如40歲以上的中老年人更容易患健忘症；持續的壓力和緊張也易誘發健忘症，這是壓力與緊張使腦細胞產生疲勞的結果；飲酒、吸煙、維生素缺乏等也會引起暫時性記憶力惡化。另外，據研究表明，心理因素會導致大腦的活動力低下而誘發健忘症。

中醫認為，大多數健忘症是因心脾虧損，年老精氣不足，或痰瘀所致，也常見於頭部內傷、中毒、神勞、腦萎縮等疾病。

遠志

性味歸經：性溫，味苦、辛。歸心、腎、肺經。

形態特徵：為遠志科多年生草本植物遠志或卵葉遠志的乾燥根。植株高15～40公分。根圓柱形，肥厚，長約15公分，外皮淺黃棕色或淡棕色，有較密的橫紋及小疙瘩。莖多數，叢生，直立或斜生。葉互生，單葉，近無柄；葉片線形或線狀披針形，花期6～9月，花小，淡藍色或藍紫色，排成總狀花序，生於枝頂，花疏生，常偏

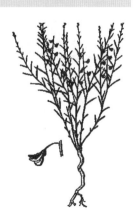

生於一側；萼片5片，內面2片花瓣狀；花瓣3片。其中1片較大；雄蕊8枚。果期6～9月，果實扁平，近圓形，頂端凹缺，無毛，邊緣有窄翅。

良品辨識：皮厚、條粗者為良品。

功效主治：安神益智，祛痰消腫。用於神經衰弱、失眠健忘、慢性支氣管炎等。

遠志散

原料：遠志10克。

做法：研為末，沖服。每次2克，每日3次。

主治：健忘症。

遠志地黃丸

原料：石菖蒲、遠志、五味子、地骨皮各15克，川芎9克，熟地黃、菟絲子各30克。

做法：所有材料研為粉末，用米糊和為丸，如綠豆大，每次6克，每日3次。

主治：健忘症。

遠志還丹酒

原料：遠志、石菖蒲、補骨脂、熟地、地骨皮、牛膝各30克，白酒500毫升。

做法：將前6味共研細末，置容器中，加入白酒，密封，浸泡5日後即可飲用。每次空腹服10毫升，每日早晚各服1次。

主治：理氣活血，聰耳明目，安神益智，輕身延年。

地歸參湯

原料：黨參、當歸各10克，熟地黃15克，遠志3克。

做法：水煎服。每日1劑。

主治：血虛心悸，健忘失眠。

合歡皮

性味歸經：性平，味甘。歸心、肝、肺經。

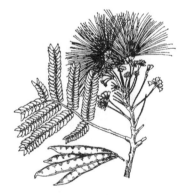

形態特徵：為豆科植物合歡的乾燥樹皮。合歡樹高達10多公尺。樹幹灰黑色。樹葉為2回雙數羽狀複葉，互生；羽片6～15對；小葉10～30對，無柄；小葉片鐮狀長方形，不對稱，全緣，有緣毛，下面中間閉合；托葉線狀披針形。6～8月開花，頭狀花序生於枝端，總花梗被柔毛；花淡紅色；花萼筒狀，先端5齒裂，外被柔毛；花冠漏斗狀，外被柔毛，先端5裂，裂片三角狀卵形。8～10月結果，莢果扁平，黃褐色，通常不開裂。種子橢圓形而扁，褐色。

良品辨識：皮細嫩、珍珠疙瘩（皮孔）明顯者為良品。

功效主治：解鬱寧心，和血消腫。用於神經衰弱、失眠健忘、跌打損傷等。

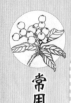

 ## 合歡茶

原料：玄參、合歡皮各15克，百合30克，粳米100克。

做法：先水煎上3味藥，取汁，放入淘洗乾淨的粳米熬粥，晨起做早餐食用。

主治：清心安神，益智養胃。

 ## 合歡酒

原料：合歡皮50克，米酒250克。

做法：將合歡皮掰碎，浸於米酒中，密封置陰涼處，每日搖晃2次，2周後開封去渣即可飲用。

主治：安神健腦，止痛消腫。

 ## 補心安神湯

原料：丹參、合歡皮各12克，生地15克，夜交藤30克，五味子6克，炙甘草5克。

做法：水煎服，分2次服，每日早晚各服1次。

主治：神經衰弱，健忘，失眠。

 ## 合歡皮交藤飲

原料：合歡皮、夜交藤各15克，酸棗仁10克，柴胡9克。

做法：水煎服。每天1劑。

主治：神經衰弱、鬱悶不樂、失眠健忘。

噁心、嘔吐

　　嘔吐是指胃內容物和部分小腸內容物通過食管反流出口腔的一種反射性動作。多由胃寒、胃熱、傷食、痰濁、肝氣犯胃等導致。胃寒多見嘔吐清稀、口中多涎、喜熱惡冷、舌苔白潤等，治宜溫胃降逆。胃熱多見食入即吐、吐物酸苦、口臭、喜冷惡熱、舌苔黃膩等，治宜和胃清熱。傷食引起的症狀有胃脘脹滿不舒、噯氣腐臭、嘔吐宿食、舌苔厚膩等，治宜消導和胃。痰濁引起的多有眩暈、胸悶、心悸、嘔吐痰涎或清涎、舌苔清膩等。肝氣犯胃，多見脅痛脘脹、嘔吐酸苦等，治宜泄肝和胃。本症可見於胃炎、幽門梗阻、顱內壓增高等多種疾病中。

半夏

性味歸經：性溫，味辛，有毒。歸脾、胃、肺經。

形態特徵：為天南星科多年生草本植物半夏的乾燥塊莖。植株高15～20公分。根部塊莖球形或扁球形，葉出自塊莖頂端；葉柄下部內側生1白色珠芽。5～7月開花，肉穗花序頂生，花序頂端的附屬體延長伸出綠色或帶淡紫色佛焰苞外，呈鼠尾狀，雄花生於肉穗花序上部，雌花生於下部，兩者之間有一段不育部分。8～9月結果，果實卵狀橢圓形，熟時紅色。

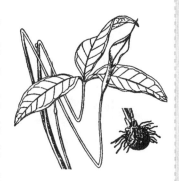

良品辨識：個大、皮淨色白、質堅實、粉性足者為良品。

功效主治：燥濕化痰，降逆止嘔，消痞散結。用於急慢性支氣管炎、百日咳、各種嘔吐、冠心病等。

🍵 小半夏湯

原料：半夏6～9克，生薑3～5片。

做法：水煎服，分次頻服。

主治：噁心、嘔吐。

🍵 半夏白朮天麻湯

原料：半夏 4.5克，天麻、茯苓、橘紅各3克，白朮9克，甘草1.5克，生薑1片，大棗2枚。

做法：水煎服。分2次服，每日早晚各服1次。

主治：噁心、嘔吐。

🍵 夏蘇參薑湯

原料：制半夏、紫蘇梗、黨參各10克，生薑5克。

做法：水煎服。分2次服，每日早晚各服1次。

主治：妊娠嘔吐，胃寒嘔吐。

🍵 陳夏飲

原料：生薑5片，半夏6克，陳皮8克。

做法：水煎，少量頻服。

主治：反酸，嘔吐清水。

生薑

性味歸經：性微溫，味辛。歸脾、胃、肺經。

形態特徵：為薑科多年生草本植物薑的新鮮根莖。植株高40～100公分。根莖肉質，扁圓橫走，分枝，有芳香、辛辣氣味。葉互生，2列，無柄，有長鞘，抱莖，葉片線狀披針形。花莖自根莖抽出，穗狀花序，橢圓形，花冠綠黃色，蒴果3瓣裂，種子黑色。秋冬二季採挖，除去鬚根和泥沙。切片，生用。

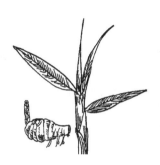

良品辨識：質脆、易折斷，斷面淺黃、環紋明顯，氣香特異，味辛辣者為良品。

功效主治：發汗解表，溫中止嘔，解毒。用於風寒表證，可解半夏、天南星毒。

🍵 七物雞湯

原料：黨參15克，制半夏、生薑、料酒、乾薑、大棗各10克，黃連、甘草各5克，雞肉500克，蔥15克，胡椒粉3克，精鹽6克。

做法：上7味藥洗淨，放入盆內；雞肉洗淨，切成4公分的塊；蔥切段。將7味藥用紗布袋裝好，紮緊口，與雞肉同放燉鍋內，加水適量，放入料酒、蔥段、胡椒粉，置武火上燒沸，改用文火燉40分鐘，再加入精鹽調味即成。

主治：健脾胃，益氣血。

薑湯

原料：生薑15克，蔥白2根，紫蘇10克，紅糖適量。

做法：水煎加紅糖熱服。

主治：胃寒嘔吐。

半夏生薑甘蔗汁

原料：半夏6克，生薑3片，甘蔗汁1杯。

做法：生薑與半夏同放入鍋中，加3碗水煮成1杯藥汁；將甘蔗汁與藥汁混合均勻，稍微加溫後即可飲用。

主治：溫經散寒，暖宮止痛。

竹茹薑蓮湯

原料：生薑6克，鮮竹茹30克，蓮子芯3克。

做法：水煎服。

主治：胃熱嘔吐。

薑橘椒魚湯

原料：鯽魚1條（約250克），生薑30克，橘皮10克，胡椒3克，精鹽少許。

做法：鯽魚刮鱗去內臟，洗淨；生薑、橘皮分別洗淨，切碎，與胡椒一同裝入紗布袋內，填進魚腹。上述食材同放入鍋內，加適量水以文火煨熟，再以精鹽調味即可。

主治：發汗解表，溫中止嘔。

消化不良

消化不良是一種由胃動力障礙所引起的疾病，主要表現為上腹部不適或疼痛、燒灼感、飽脹、噯氣等。

引起消化不良的原因很多，如胃和十二指腸慢性炎症，是食管、胃、十二指腸正常蠕動功能失調導致的；器質性消化不良，如肝病、糖尿病、膽管疾病、胰腺疾病等均可引起消化不良；長期悶悶不樂或突然受到猛烈的刺激也可引起消化不良。另外，胃輕癱是由糖尿病、原發性神經性厭食和胃切除術所致。

由此可見，消化不良者應保持穩定的情緒、最佳的睡眠，並減少煙酒刺激等。對於大多數因飲食不節、暴飲暴食而損傷脾胃，導致消化、吸收功能失常者，建議多食鯽魚、鰱魚、栗子、大麥等食物，因為這些食物對因腸胃功能失常而引起的消化不良有一定的改善作用。

山楂

性味歸經：性微溫，味酸、甘。歸脾、胃、肝經。

形態特徵：為薔薇科植物山裡紅或山楂的乾燥成熟果實。山楂樹可高達8公尺。樹皮暗棕色，多分枝，枝條無刺或有稀刺。葉片闊卵形、三角形至菱狀卵形，先端尖，基部楔形，邊緣有羽狀裂片，上面綠色、有光澤，下面色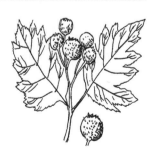

較淺，兩面脈上均被短柔毛。5月開花，萼片5片，綠色，花冠白色或淡紅色。8～10月結果，梨果球形或圓卵形，直徑約2.5公分，深紅色。

良品辨識：北山楂以個大、皮紅、肉厚者為良品，南山楂以個勻、色棕紅、肉厚者為良品。

功效主治：消食健胃，行氣散瘀。用於消化不良、高脂血症、高血壓等。

山陳湯

原料：山楂30克，陳皮6克。

做法：水煎，分2～3次服。

主治：食滯不化，肉積，乳食不消。

大山楂丸

原料：山楂、麥芽、六神曲各等份。

做法：煉蜜為丸。藥店均有售。

主治：食欲不振，消化不良。

山楂茯麥丸

原料：炒山楂90克，制半夏、茯苓、炒麥芽各30克，陳皮、連翹、萊菔子各15克，神曲9克。

做法：共研為細末，用神曲米糊製丸如梧子大，每次9克，每日2～3次，用溫開水送服。

主治：傷食積滯。

山楂糕

原料：山楂、白砂糖各1200克，白礬35克。

做法：1.山楂切開去核，洗淨。

2.鍋內倒入水，放入山楂，燒沸，待山楂煮爛後，過濾去渣，將山楂泥再放入鍋內，加入白砂糖燒開，使糖溶化。

3.將白礬放入碗內，加入少量沸水，溶化後倒入山楂泥，攪勻後立刻倒入乾淨的瓷盤內攤平，冷卻即成。

主治：消積導滯。

萊菔子

性味歸經：性平，味辛、甘。歸脾、胃、肺經。

形態特徵：為十字花科一年生或兩年生草本植物蘿蔔的乾燥成熟種子。植株高20～80公分。直根粗壯，肉質，長圓形或圓錐形，長短和大小變化較大，外皮白色，斷面白色。基生葉和下部葉大頭羽狀分裂，邊緣有鈍齒，兩面均疏生粗毛。3～6月開花，花白色，排成總狀花序生於枝頂；5～8月結果，果實圓柱形，長約3公分，頂端有漸尖的喙。種子卵圓形或橢圓形，稍扁，表面黃棕色、紅棕色或灰棕色。

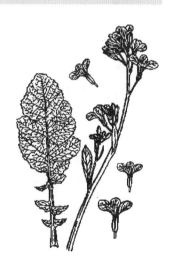

良品辨識：顆粒飽滿、無雜質、油性大、色紅者為良品。

功效主治：消食除脹，降氣化痰。用於消化不良、慢性支氣管炎、腸梗阻等。

萊菔子大黃散

原料：萊菔子30克，大黃、砂仁各10克。

做法：共研粉，每日3～5克。日服2次。

主治：腹脹，消化不良。

萊菔橄欖茶

原料：萊菔子、鮮橄欖各10克。

做法：將兩味材料放入杯中，以適量沸水沖泡，加蓋燜20分鐘左右即可飲用。

主治：消食除脹，溫肺化痰。

萊菔子薑粥

原料：萊菔子30克，生薑10克，粳米100克，精鹽3克。

做法：生薑洗淨切片，萊菔子炒香，共放鍋內，加水適量，開火煮25分鐘，停火，取藥液；粳米淘洗乾淨，放入鍋內，加入藥液和清水，置武火上燒沸，再用文火煮30分鐘，加入精鹽，攪勻即成。

主治：暖脾胃，助消化。

便秘

便秘是指大便乾燥，排便困難。正常之大便，一日1次，或兩日1次，並無其他痛苦。若三、五日1次，或更多日數才排便1次，大便乾燥，排便困難異常，則為便秘。便秘往往與腹肌、提肛肌和腸道平滑肌軟弱無力，造成排便動力不足，結腸痙攣，食物殘渣太少不足以刺激腸蠕動，以及經常對便意的忽視或未養成定時排便的習慣有關，日久影響排便反射，造成最常見的「習慣性便秘」。中醫認為腸胃燥熱、津液氣血耗損等均可導致大腸傳導失常而引起便秘。

大黃

性味歸經：性寒，味苦。歸脾、胃、大腸、肝、心包經。

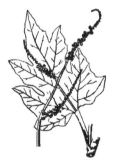

形態特徵：為蓼科植物掌葉大黃的乾燥根和根莖。多生於陰濕處。草質小灌木，高達1公尺。雙數羽狀複葉，小葉5～8對；具短柄；托葉卵狀披針形；小葉片卵狀披針形至線狀披針形，無毛或幾乎無毛。總狀花序，腋生；萼片5片；花瓣5片，黃色。莢果扁平長方形，果皮栗棕色。種子4～7枚。

良品辨識：外表黃棕色、錦紋及星點明顯、體重、質堅實、有油性、氣清香、味苦而不澀、嚼之發黏者為良品。

功效主治：瀉下攻積，解毒除濕，活血化瘀。用於實積便秘、腸梗阻、肝炎、菌痢、濕疹等。

大黃膏

原料：大黃、白酒適量。

做法：取上藥，烘乾，研成粉末備用。每次取大黃粉10克，用適量酒調成糊狀，塗於臍部，用紗布覆蓋固定，再用熱水袋熱敷10分鐘，每天1次。

主治：小兒便秘。

大黃粥

原料：大黃3克，粳米150克，冰糖20克。

做法：大黃研成細粉，粳米淘洗乾淨，冰糖打碎成屑；大黃粉、粳米同放鍋內，加水500毫升，置武火上燒沸，再用文火煮35分鐘，加入冰糖即成。

主治：瀉下攻積，清熱瀉火，解毒。

大黃大棗茶

原料：生大黃3克，大棗20枚。

做法：1.生大黃洗淨，曬乾或烘乾，切成薄片，備用；大棗淘洗乾淨，放入砂鍋加足量水浸泡片刻。

2.開大火煮沸大棗水後，改用小火煨煮40分鐘，用煮沸的大棗煎汁沖泡大黃薄片，或直接將大黃薄片投入大棗煎液中。

3.將砂鍋離火，靜置片刻即成。早晚2次分服，飲湯汁，嚼食大黃薄片及大棗。

主治：清熱化濕，緩急止痛。

☕ 大黃附子湯

原料：大黃、附子各9克，細辛3克。

做法：水煎服。

主治：食積便秘。

火麻仁

性味歸經：**性平，味甘。歸脾、胃、大腸經。**

形態特徵：為桑科一年生草本植物大麻的乾燥成
熟種子。莖粗壯，直立，表面有縱溝，密生短柔毛。
葉互生，掌狀全裂，莖下部葉對生；小葉披針形至線
狀披針形，邊緣有粗鋸齒。圓錐花序，頂生或腋生，單性，雌雄異株；
雌花綠色，叢生葉腋。瘦果卵圓狀，表面細網狀，週邊包有黃褐色苞
片。花期、果期因產地而不同，花期多在5～6月，果期多在7～8月。

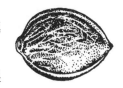

良品辨識：色黃、粒大均勻、種仁飽滿者為良品。

功效主治：潤燥，滑腸，通便。用於習慣性便秘。

☕ 麻仁丸

原料：火麻仁、熟大黃各300克，厚樸、枳實、芍藥、炒杏仁各
　　　150克。

做法：以上藥材共研為末，煉蜜為丸。每日6克，一日2次。

主治：腸胃燥熱，便秘脹痛。

火麻仁牛奶粥

原料：火麻仁10克，牛奶、粳米各100克。

做法：火麻仁研成粉，去殼；粳米淘洗乾淨。將火麻仁、粳米同放鍋內，加水500毫升，置武火上燒沸，再用文火煮30分鐘，加入牛奶，煮熟即成。

主治：潤腸通便，生津潤腸。

麻仁湯

原料：火麻仁20克，雙葉、貝母、香豆豉、山梔子、梨皮各6克，杏仁9克，沙參12克。

做法：每日1劑，水煎，分3次服，6日為1個療程，連用3個療程。

主治：慢性支氣管炎所致的便秘。

麻仁蘇子粥

原料：火麻仁15克，紫蘇子10克，粳米適量。

做法：火麻仁和紫蘇子加水研磨，取汁備用；粳米放入鍋中煮，加入上述汁液繼續煮成粥即可食用。

主治：潤腸通便。

腹瀉

　　腹瀉不同於傳染病中的痢疾或霍亂，與便秘相反，腹瀉時有稀屎排泄，有時會大便失禁。發生的原因，有的是因為胃消化能力衰弱或食物未被嚼爛而導致，此種未經完全消化的食物進入大腸後，受大腸的細菌作用，便發生腐敗。腸黏膜受到腐敗物刺激，導致腸的分泌亢進，於是腸道內的細菌繁殖增加，不僅會腹瀉，有時還會引起高熱。

山藥

性味歸經：性平，味甘。歸脾、肺、腎經。

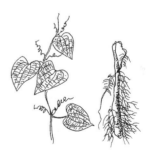

　　形態特徵：為薯蕷科多年生草質纏繞藤本植物薯蕷的乾燥根莖。塊根肉質，略呈圓柱形，垂直生長，長40～90公分，直徑2～9公分，外皮土黃色，生有多數鬚根，斷面白色帶黏性。莖細長，光滑無毛，有細縱稜，常帶紫色。葉在莖下部互生，至中部以上對生，很少有3葉輪生的；葉片三角狀卵形或三角形，7～9月開花，花極小，黃綠色，排成穗狀花序生於葉腋；9～11月結果，果實三稜，有翅頂端及基部近圓形，表面有白色粉狀物。

　　良品辨識：條乾均勻、質地堅實、粉性足、色潔白者為良品。

　　功效主治：補脾養胃，生津益肺，補腎澀精。用於消化不良、慢性腸炎、糖尿病、腎炎等。

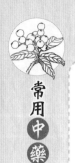
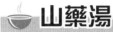 山藥湯

原料：山藥、黨參各15克，白朮、扁豆、陳皮、焦三仙各10克。

做法：水煎服，早晚2次分服。

主治：脾虛泄瀉。

山藥茯苓包子

原料：山藥粉、茯苓粉各50克，麵粉200克，發酵粉15克，白糖20克，豬油2小匙，棗泥400克。

做法：山藥粉、茯苓粉放在大碗中，加適量水浸泡成糊，蒸半小時後，調入麵粉，加上發酵粉發麵；將白糖、豬油、棗泥調成餡，並包入發酵的麵團裡，包成包子狀，蒸熟即可。

主治：健脾補氣。適用於脾虛泄瀉。

山藥炒羊肚

原料：山藥、玉蘭片各30克，羊肚250克，黑木耳20克，料酒、醬油、蔥各10克，味精3克，精鹽、薑各5克，植物油50克。

做法：1.山藥用溫水浸泡一夜，切成3公分長的薄片；玉蘭片洗淨；黑木耳泡發後，去蒂及雜質，撕成片；薑切片，蔥切段；羊肚洗淨，切成4公分長、3公分寬的塊。

2.將炒鍋置武火上燒熱，加入植物油燒至六成熱時，下入羊肚塊，爆炒至變色，下入薑、蔥、料酒、醬油、黑木耳、山藥片、玉蘭片、精鹽、味精，炒熟即成。

主治：健脾胃，固腎精。適用於脾虛泄瀉。

白朮山藥湯

原料：乾薑、黃連、厚樸各6克，焦白朮、山藥各30克，炙甘草、炒白芍、焦山楂、焦檳榔、石榴皮各10克。

做法：水煎服，早晚2次分服。

主治：久痢。

乾薑

性味歸經：性熱，味辛。歸脾、胃、心、肺經。

形態特徵：為薑科多年生草本植物薑的乾燥根莖。植株高40～100公分。根莖肉質，扁圓橫走，分枝，有芳香、辛辣氣味。葉互生，2列，無柄，有長鞘，抱莖，葉片線狀披針形。花莖自根莖抽出，穗狀花序橢圓形，花冠綠黃色，蒴果3瓣裂，種子黑色。冬季採挖根莖，除去泥沙及鬚根，曬乾或低溫乾燥。趁鮮切片曬乾或低溫乾燥者稱為「乾薑片」。

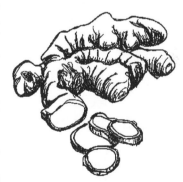

良品辨識：質地堅實，斷面色黃白、粉性足、氣味濃者為良品。

功效主治：溫中散寒，回陽通脈。用於腹瀉便溏、肢冷畏寒、痛經等。

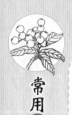

乾薑止瀉湯

原料：乾薑、三匹葉、胡椒各適量。

做法：水煎服，早晚2次分服。

主治：脾虛泄瀉。

參朮湯

原料：人參12克，白朮15克，乾薑10克，甘草、附子各9克。

做法：水煎，取汁200毫升，每日1劑，分2次服。

主治：慢性腹瀉。

乾薑蘋果羊肉湯

原料：乾薑、白朮各6克，炙甘草3克，紅蘋果1個，羊瘦肉150克，精鹽半匙。

做法：紅蘋果洗淨，去皮、去核，切小塊；藥材洗淨後放入藥袋中；羊瘦肉切片。將藥袋放入陶鍋中，加水，以小火煮30分鐘；放入蘋果及羊瘦肉片，繼續煮5分鐘，加少許精鹽調味即可食用。

主治：溫補脾胃，固澀止瀉。

乾薑芭樂汁

原料：乾薑粉3克，芭樂1個，白糖適量。

做法：芭樂帶籽切成小塊後，與乾薑粉一同放入榨汁機中，加入水和適量白糖，攪打均勻即可。

主治：溫脾固瀉。

慢性胃炎

　　慢性胃炎是以胃黏膜的非特異性慢性炎症為主要病理變化的慢性胃病，病變可局限於胃的一部分，也可彌漫整個胃部，臨床常有胃酸減少、食欲降低、上腹不適和疼痛、消化不良等症狀。慢性胃炎無特異性，一般可表現為食欲減退，上腹部有飽脹憋悶感及疼痛感，噁心、噯氣、消瘦、腹瀉等。慢性胃炎的命名依據不同診斷有慢性淺表性胃炎、慢性糜爛性胃炎、慢性萎縮性胃炎、慢性膽汁反流性胃炎、慢性疣狀胃炎、藥物性胃炎、乙醇性胃炎等。

丁香

性味歸經：性溫，味辛。歸脾、胃、肺、腎經。

　　形態特徵：為桃金娘科常綠喬木丁香的乾燥花蕾，習稱公丁香。樹高10公尺。葉對生；葉柄明顯；葉片長方卵形或長方倒卵形，端尖，基部狹窄。花芳香，頂生聚傘圓錐花序，花萼肥厚，綠色後轉紫色，長管狀，裂片三角形；花冠白色，稍帶淡紫，短管狀，子房下位，與萼管合生，花柱粗厚，柱頭不明顯。漿果紅棕色，長方橢圓形，種子長方形。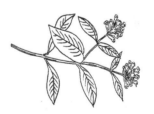

　　良品辨識：顆粒粗大、鮮紫棕色、香氣強烈、油多者為良品。

　　功效主治：溫中降逆，暖腎助陽。用於消化不良、急慢性胃炎、性功能減退等。

丁香散

原料： 丁香3克，砂仁5克，白朮9克。

做法： 共研為末，每次3克，每日2次。

主治： 脾胃虛寒，吐瀉食少。

丁香蓮子糯米粥

原料： 丁香37粒，糯米250克，煨薑1片，白蓮子（去心）37粒。

做法： 丁香、蓮子煮爛後去渣，加入煨薑、糯米煮粥。隨量食用。

主治： 溫中散寒，補腎助陽，溫中降逆。用於呃逆嘔吐，心腹冷痛等。

丁香柿蒂湯

原料： 丁香1.5克，柿蒂5枚，黨參、生薑各9克。

做法： 水煎服，分早晚2次溫服。

主治： 脾胃虛寒，嘔吐呃逆。

丁香雪梨

原料： 大雪梨1個，丁香15粒。

做法： 將丁香刺入梨肉內，用濕紙包裹5層，置炭火上煨熱，熱食。

主治： 生津益胃，降逆止嘔。

肉桂

性味歸經：性大熱，味辛、甘。歸腎、脾、心、肝經。

形態特徵：為樟科常綠喬木肉桂的乾燥樹皮。樹高10～15公尺。枝、葉、樹皮乾時有濃烈香氣；樹皮灰色或灰褐色，枝無毛，嫩枝略呈四稜形。葉互生，單葉，鮮葉嚼之有先甜後辣的濃郁香味；葉片長圓形或近披針形，6～8月開花，花小，黃綠色，排成圓錐花序生

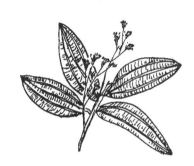

於葉腋，花序與葉片等長，有黃色短絨毛；花被裂片6片；發育雄蕊9枚。10～12月結果，果實長圓形，成熟時紫黑色。

良品辨識：皮細肉厚，斷面紫紅色，油性大，香氣濃，味甜、微辛，嚼之無渣者為佳。

功效主治：補火助陽，散寒止痛，溫經通脈。適用於胃寒冷痛、四肢發涼、食欲不振、產後腹痛等。

燉豬肚

原料：豬肚150克，生薑15克，肉桂3克，精鹽適量。

做法：豬肚洗淨後放到碗中，加入生薑、肉桂、精鹽，倒入適量清水，隔水燉熟。佐餐食用，飲湯食豬肚，分2次吃完。

主治：慢性胃炎。

艾石湯

原料：肉桂6克，艾葉、石菖蒲、樟樹根皮（去粗皮）各10克。

做法：水煎服，分早晚2次服。

主治：胃痛。

肉桂雞肝

原料：肉桂5克，雞肝1副，精鹽、蔥、生薑、酒各適量。

做法：肉桂洗淨，雞肝洗淨，剖成4片；將肉桂、雞肝放入瓷碗內，加蔥、生薑、精鹽、酒、清水各適量，再將瓷碗放入鍋內隔水燉熟即可。

主治：補益脾胃，溫中散寒。

肉桂甘草牛肉

原料：甘草6克，肉桂3克，牛肉1000克，精鹽、茴香、生薑片、酒、白糖、熟植物油、高湯各適量。

做法：1.牛肉切塊，用沸水煮至三分熟，撈起放涼，切成肉條。

2.以小火熱鍋，加入高湯，放入牛肉條、肉桂、甘草、精鹽、茴香、生薑片、酒、白糖、熟植物油，煮6小時左右。

3.至高湯快乾時，不斷翻炒至鍋中發出油爆響聲時撈起，瀝乾油，待涼後揀出生薑片、茴香、肉桂、甘草即成。

主治：溫補腎陽，和暖脾胃。

急性胃腸炎

　　急性胃腸炎是受病毒或細菌感染所致，是夏秋季節常見病、多發病，表現主要為腹痛、腹瀉、噁心、嘔吐、發熱等，嚴重者可致脫水、電解質紊亂、休克等。急性腸炎多為突然發病，並多有飲食不節或誤食的病史。有呈暴發性流行的特點。患者多表現為噁心、嘔吐在先，繼以腹瀉，每天3～5次，甚至數十次不等，大便呈水樣，深黃色或帶綠色，惡臭，可伴有腹部絞痛、發熱、全身酸痛等症狀。大便常規檢查及糞便培養、白血球計數可正常或異常。患者以噁心、嘔吐、腹痛、腹瀉同時並見，故稱急性胃腸炎。

木香

性味歸經：性溫，味苦、辛。歸脾、胃、大腸、三焦、膽經。

形態特徵：為菊科多年生草本植物木香的乾燥根。主根粗壯，圓柱形，外表褐色；支根稀疏。根生葉三角狀卵形或三角形，上面深綠色，被短毛，下面淡綠帶褐色，被短毛，脈上尤著；葉柄較長。花莖較高，有細稜，被短柔毛；花莖上的葉長10～30公分，有短柄。花全為管狀花，暗紫色。瘦果線形，先端平截，果熟時多脫落，果頂有時有花柱基部殘留。花期7～9月，果期8～10月。

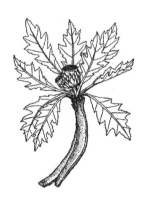

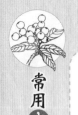

良品辨識：條勻、體質堅實、香氣濃郁、油性大、無鬚根者為良品。

功效主治：行氣止痛，健脾消食。適用於急慢性胃腸炎、痢疾、腸梗阻等。

山楂木香茶

原料：紅茶、山楂乾各15克，木香6克，糖20克。

做法：所有材料加水600毫升煎湯至500毫升。頓服，早晚各1劑。

主治：理氣和中，消食止痢。適用於細菌性痢疾。

陳皮木香燒肉

原料：豬瘦肉200克，木香、陳皮各3克，精鹽、植物油各適量。

做法：木香、陳皮焙乾，研成粉末；豬瘦肉洗淨後切片；鍋中倒入適量植物油，燒至七成熱時倒入肉片，翻炒一會兒，倒入適量清水，煮沸，等到豬肉快熟時迅速放入陳皮、木香末，調入適量精鹽即可。

主治：解鬱止痛，疏肝理氣，健脾消食。

木香陳皮雞

原料：木香3克，陳皮、砂仁、蘇梗、藿香、白朮各5克，雞1隻，薑、蔥、料酒、精鹽各適量。

做法：將上述6味藥材用紗布袋裝好，紮緊；雞洗淨，和藥袋、薑片、蔥段、料酒、精鹽一起放入燉鍋，加2500毫升水，大火燒沸後，改小火燉煮1小時即成。

主治：健脾和胃，調氣止嘔。

竹茹香連湯

原料：薑竹茹10克，木香、川黃連各5克。

做法：水煎服，分早晚2次溫服。

主治：夏季急性胃腸炎。

藿香

性味歸經：性微溫，味辛。歸脾、胃、肺經。

形態特徵：為唇形科多年生草本植物廣藿香的乾燥地上部分。多生長於路邊、山坡、溝旁。莖直立，粗壯，上部多分枝，密被灰黃色絨毛。葉對生，搓之有香氣；葉片廣卵形或長橢圓形，邊緣有粗鋸齒，常有淺裂，兩面密被茸毛。花期1～2月。輪傘花序，密集，組成頂生或腋生的假穗狀花序；萼管狀；花冠唇形，淡紅紫色。小堅果平滑。

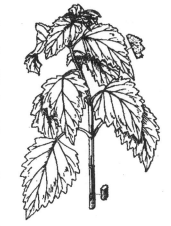

良品辨識：莖枝粗壯結實、斷面發綠、色青綠而葉多、香氣濃郁者為良品。

功效主治：芳香化濕，開胃止嘔，發表解暑。用於急慢性胃腸炎、胃腸型感冒、中暑等。

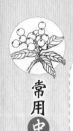

金銀藿香湯

原料：佩蘭12克，藿香10克，蘇梗9克，金銀花葉15克。

做法：水煎服，每日1劑。

主治：急性胃腸炎。

藿香蘇夏湯

原料：藿香、制半夏、紫蘇各10克，蒼朮、厚樸各5克。

做法：水煎服。

主治：夏秋暑濕發熱，頭痛嘔惡，胸悶腹瀉。

藿香粥

原料：藿香15克，粳米100克，白糖20克。

做法：藿香洗淨，加水適量，煮15分鐘，去渣，留藥汁；粳米淘洗乾淨，放入鍋內，加入藥汁，置大火上燒沸，再用小火煮30分鐘，加入白糖攪勻即成。

主治：開胃，止嘔，解暑。

藿香蘇葉雞蛋湯

原料：雞蛋2個，藿香葉30克，紫蘇葉130克。

做法：藿香葉、紫蘇葉洗淨，雞蛋入油鍋中煎好；所有材料一同放入瓦鍋內，加適量清水，用大火煮沸後，再轉小火煮20分鐘，調味即可。

主治：祛暑解表，化濕和中。

胃及十二指腸潰瘍

西醫根據潰瘍發生的位置，將消化性潰瘍分為胃潰瘍和十二指腸潰瘍。

胃潰瘍是指胃壁黏膜受到胃酸腐蝕，典型的症狀是進食後半小時到1小時會感覺胃部疼痛，進食加劇疼痛，進食油膩或甜食加重胃部不適。疼痛的位置在上腹部的正中央或偏左，患者會感覺上腹部沉重而灼熱，好發於四、五十歲的中年人。

十二指腸潰瘍發生的位置多在胃前端靠近幽門的部位，典型症狀是饑餓時疼痛格外明顯，吃東西後會緩解，在進食後2～4小時發作。疼痛的位置約在上腹部偏右，好發於二、三十歲的年輕人。

柴胡

性味歸經：性微寒，味辛、苦。歸肝、膽、肺經。

形態特徵：為傘形科多年生草本植物柴胡的乾燥根，植株高可達60公分。主根圓錐形，細長，支根較少，棕色至紅棕色。莖單一，上部略作「之」字形彎曲，並多分枝。葉互生，線狀披針形，先端漸尖，全緣，葉脈5～9條，近於平行。花黃色，腋生或頂生傘形花序；花期7～9月。雙懸果長圓形或長圓狀卵形，分果具為粗鈍稜，成熟的果實稜槽中

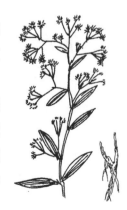

油管不明顯；果期8～10月。多於春、秋兩季採挖，先割去莖稈，挖出根部，除去泥土及雜質，曬乾或烘乾。

良品辨識：主根粗大、少支根、黃褐色、氣微香、味淡者為良品。

功效主治：和解退熱，疏肝解鬱。用於肝氣鬱結所致的消化性潰瘍。

白芍鬱金湯

原料：柴胡、甘草各10克，白芍30克，鬱金12克。

做法：水煎2次，混合後分2次服，每日1劑。

主治：消化性潰瘍。

肝胃百合湯

原料：柴胡、烏藥、川楝子、鬱金、百合、丹參各10克，甘草6克。

做法：水煎，早晚分服，每日1劑。

主治：肝氣不舒所致消化性潰瘍。

加味柴胡疏肝飲

原料：制香附、金鈴子、延胡索、炒赤芍、炒白芍、黑山梔子各9克，烏梅肉、炒柴胡、炒川芎各6克，當歸、丹參各15克，乾薑、炙甘草各3克。

做法：水煎服，每日1劑。

主治：胃潰瘍。

高良薑

性味歸經：性熱，味辛。歸脾、胃經。

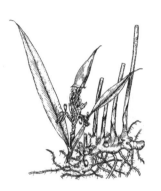

形態特徵：為薑科多年生草本植物高良薑的乾燥根莖，植株高30～80公分。根莖橫走，圓柱形而分枝，直徑1～1.5公分，紅棕色或紫紅色，節環形，節間長0.2～1公分，節上生鬚根，氣芳香，味辛辣。莖直立，叢生。葉互生，單葉，無柄；葉片條形，長15～30公分，寬1～3公分，先端漸尖或尾尖，基部漸窄，全緣，兩面均無毛；葉舌披針形，長2～3公分，有時達5公分，棕色。4～10月開花，花淡紅色。6～10月果期，果實球形，有短柔毛，直徑約1公分，成熟時橘紅色，種子棕色。

良品辨識：分枝少、色紅棕、氣香濃、味辣者為良品。

功效主治：散寒止痛，溫中止嘔。用於胃寒冷痛、消化性潰瘍、急慢性胃炎等。

☕ 良附溫中湯

原料：高良薑、香附、砂仁（後下）各5克，肉桂2克，木香（後下）6克，烏藥、白朮各9克，黨參12克。

做法：水煎服。分早晚2次溫服。

主治：虛寒型胃脘痛。

六味牛肉飯

原料：牛肉（後腿）、粳米各500克，草果、砂仁、蓽撥、高良薑、陳皮、胡椒各3克，生薑30克，料酒10克，精鹽5克，味精2克。

做法：牛肉洗淨，加料酒稍浸後，放入沸水中燙焯，撈出後切片；將胡椒、蓽撥、陳皮、草果、砂仁、高良薑放入鍋內，加清水適量，煎汁備用。生薑切片，粳米洗淨，一同放入鍋內，再加入上述各味藥的煎汁、牛肉片、精鹽、味精和適量清水，煮成飯即成。

主治：暖脾和胃，理氣寬中。適用於脾虛虛寒胃痛，胸悶不適等。

二薑燒雞

原料：雞肉500克，高良薑10克，草果、陳皮、大蔥各5克，乾薑20克，胡椒粉、味精、精鹽各2克，植物油15克，高湯適量。

做法：將雞肉切塊，乾薑、高良薑、草果和陳皮洗淨，大蔥切段。鍋內放植物油燒至六成熱，放入雞肉；炒到雞肉變白收縮時，加入高湯、乾薑、高良薑、草果、陳皮；燒至九成熟時，加蔥、胡椒粉、味精、精鹽調味，再燒一會兒即可。

主治：補中散寒，行氣止痛。

痢疾

　　痢疾是由痢疾桿菌等所引起的腸道傳染病的總稱，它分為細菌性痢疾和阿米巴痢疾兩類，前一類常見。中醫稱為腸癖、滯下。因症狀不同分為赤痢、白痢、赤白痢、噤口痢、休息痢等。初起時多屬濕熱積滯，久痢多屬虛寒。該病從口進入，在腸中發展，引起結腸炎、潰瘍和出血等。

　　中醫認為，氣分熱而腐化成汁，下瀉為白痢；血分熱而下潰則為赤痢；腸胃熱灼，津液不升，舌乾咽澀，不能進口則成噤口痢；肝氣太盛為暴注，瘀熱留於腹內成休息痢。雖然變化多端，但不外表裡、寒熱之分。一般赤痢為熱，白痢為寒。頭痛、身熱、筋骨疼痛、脹滿惡食、渴飲、畏熱喜冷、脈強都是「實」，反之則為「虛」。

馬齒莧

性味歸經： 性寒，味酸。歸肝、大腸經。

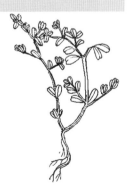

　　形態特徵：為馬齒莧科一年生肉質草本植物馬齒莧的乾燥地上部分。全株光滑無毛。葉互生或對生，葉柄極短，葉片肥厚肉質，倒卵形或匙形，先端鈍圓，時有微缺，基部闊楔形，全緣，上面深綠色，下面暗紅色。夏季開兩性花，較小，黃色，叢生枝頂葉腋；總苞片4～5片，三角

狀卵形；萼片2片，對生，卵形，基部與子房連合；花瓣5片，倒心形，先端微凹；雄蕊黃色；雌蕊1枚，子房半下位，1室，花柱頂端4～6裂，形成線狀柱頭。6～10月結短圓錐形蒴果，棕色，蓋裂；種子多數，黑褐色，表面具細點。

良品辨識：莖圓柱形、棕褐色、氣微、味微酸而帶黏性者為良品。

功效主治：清熱祛濕，散血消腫，利尿通淋。用於菌痢、急性腸炎、帶下白赤等。

 ## 馬齒莧湯

原料：馬齒莧15克。

做法：水煎服或鮮馬齒莧做湯。

主治：細菌性痢疾。

馬齒莧肉絲湯

原料：馬齒莧200克，綠豆、豬肉（瘦肉絲）各150克，大蒜（白皮）10克，豬油（煉製）15克，精鹽3克，味精2克。

做法：馬齒莧去除根、老莖，清水洗淨，切成段備用；煲內放適量清水，先把綠豆淘洗淨後，直接放入煲內煮約15分鐘；煲內放入瘦肉絲、馬齒莧、大蒜，煮1～2小時，至瘦肉軟熟，放入豬油、精鹽、味精調味即成。

主治：止痢消毒，解毒涼血。

馬齒莧薺菜粥

原料：馬齒莧、薺菜、粳米各100克。

做法：馬齒莧去除根、黃葉，用清水洗淨，切碎；薺菜除去雜質，洗淨，切碎。將粳米淘洗乾淨，直接放入鍋內，加適量清水，置於火上，用大火煮沸，再改小火慢煮，至米粒開花、八成熟時，加入馬齒莧、薺菜，再煮幾沸，即成。

主治：清熱解毒，止痢。

黃柏

性味歸經：性寒，味苦。歸腎、膀胱經。

形態特徵：為芸香科落葉喬木黃皮樹或黃檗的乾燥樹皮。樹高10～20公尺。樹皮淡黃褐色或淡灰色，有不規則深縱溝裂。葉對生，羽狀複葉，小葉5～13片，卵形或卵狀披針形，長5～12公分，寬3～4.5公分，邊緣具細鋸齒或波浪狀，有緣毛，上面暗綠色，下面蒼白色。圓錐花序，頂生，雌雄異株，花小而多，黃綠色。漿果核球形，紫黑色，有香氣。花期5～6月，果期9～10月。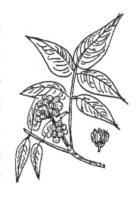

良品辨識：皮厚、色鮮黃者為良品。

功效主治：清熱燥濕，瀉火解毒。用於急性菌痢、急性腸炎、泌尿系統感染、濕疹等。

黃柏白頭草湯

原料：黃柏、白頭草、秦皮各10克，黃連1.5克。

做法：水煎服，分早晚2次溫服。

主治：熱毒痢疾。

黃柏赤芍丸

原料：黃柏15克，赤芍12克。

做法：兩味藥共研為細末，製丸如梧子大小。每日服2～3次，每次20丸，飯前服。

主治：小兒熱痢。

黃柏翻白草秦皮內服方

原料：黃柏300克，翻白草450克，秦皮300克。

做法：將翻白草、秦皮及200克黃柏共水煎2次，合併煎液，用小火濃縮成膏狀，將剩餘100克黃柏研細粉加入膏內，攪勻，低溫烘乾，研細粉。每次服1～2克，每天服3次。

主治：痢疾。

貧血

　　貧血是指血液中紅血球的數量或紅血球中血紅蛋白的含量不足而引起的一種疾病，它是一種綜合症，可出現於多種疾病中。其症狀主要表現為皮膚和黏膜等蒼白，心悸，一運動就出現呼吸困難和心絞痛等症狀；注意力不集中，神經過敏，頭痛眼花、耳鳴；聽診可及心臟雜音，乏力，食欲不振，腹瀉，噁心，發熱，水腫，呼吸困難，昏睡等。

　　貧血不是一種獨立的疾病，它往往繼發於缺鐵、久病體虛、蛔蟲病、結核等。中醫認為，血的生成和調節與心、腎、脾、肝等臟腑密切相關。因此，當心、肝、脾、腎功能衰弱時，便會出現貧血。

阿膠

性味歸經：性平，味甘。歸肝、腎經。

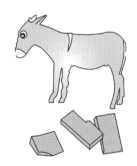

　　形態特徵：為馬科動物驢的皮經加工熬製，使膠原水解後，再濃縮而成的固體膠塊。成品是呈整齊的長方形塊狀，長約8.5公分，寬約3.7公分，厚約0.7公分，表面棕黑色或烏黑色，平滑，有光澤。

　　良品辨識：色烏黑、光亮透明、輕拍則斷裂、有腥臭氣味者為良品。

　　功效主治：補血，止血，滋陰潤燥。用於血虛、心腎陰虛等。

阿膠蜂蜜飲

原料：阿膠10克，蜂蜜20克。

做法：開水溶化，代茶飲。

主治：血虛、眩暈。

阿膠歸地湯

原料：阿膠（烊化）、當歸各15克，熟地黃25克。

做法：水煎，分3次服，隔日1劑。

主治：貧血。

阿膠羊腰粥

原料：阿膠10克，羊腰1具，粳米100克，料酒6克，白糖15克。

做法：阿膠上籠蒸化；羊腰洗淨，切成腰花；粳米淘洗乾淨。將粳米、阿膠、羊腰花、料酒同放燉鍋內，加水1200毫升，置武火上燒沸，再用文火燉煮35分鐘，加入白糖即成。

主治：滋胃，補血。

阿膠燉肉

原料：豬瘦肉200克，阿膠30克，精鹽適量。

做法：新鮮豬瘦肉洗淨，切片，放入燉盅內；加水適量，隔水燉熟後，加入阿膠（烊化），再加少許精鹽調味即可。

主治：補血滋陰。

大棗

性味歸經：性溫，味甘。歸脾、胃、心經。

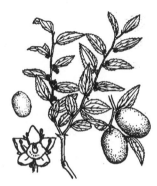

形態特徵：為鼠李科落葉灌木或小喬木棗樹的乾燥成熟果實。樹高達8公尺。枝平滑無毛，具成對針刺，直伸或鉤曲，幼枝纖弱而簇生，葉卵圓形至卵狀披針形，少有卵形，先端短尖而鈍。基部歪斜，邊緣具細鋸齒，側脈明顯。花小形，黃綠色；萼5裂，上部呈花瓣狀，下部連成筒狀，綠色；核果卵形至長圓形，長1.5～5公分，熟時深紅色。果肉味甜，核兩端銳尖。秋季採果實，烘軟後曬乾。

良品辨識：肉厚皮薄、味甜者為良品。

功效主治：補中益氣，養血安神。用於貧血、營養不良、神經衰弱等。

🍵 大棗山藥粥

原料：大棗10枚，山藥10克，粳米100克，冰糖少許。

做法：粳米、山藥、大棗洗淨，山藥切片，以上材料同放入鍋內，加適量水，用武火燒沸後，改文火燉至米爛成粥，將冰糖放入另一個鍋內，加少許水，熬成冰糖汁，再倒入粥鍋內，攪拌均勻即成。

主治：補氣血，健脾胃。

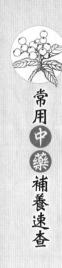

氣血雙補湯

原料：黃芪、黃精各30克，枸杞子、大棗各15克。

做法：水煎服，分早晚2次溫服。

主治：氣血兩虧，神疲唇淡。

桑杞棗膏

原料：桑葚、枸杞子、大棗各100克。

做法：加水適量，熬膏服。每日吃1勺，直接食用或用溫開水調
勻服下。

主治：益氣血，強筋骨，益壽延年。

山藥大棗湯

原料：山藥30克，大棗20克，紫荊皮9克。

做法：藥材洗淨，水煎服，日服1劑，分3次服用。

主治：缺鐵性貧血。

枸杞雞蛋

原料：枸杞子、黨參各15克，大棗10枚，雞蛋2個。

做法：將前三味一同放入砂鍋內，煮30分鐘；打入雞蛋再煮片刻
，至蛋熟即可。

主治：益氣攝血。

冠心病

冠心病是冠狀動脈性心臟病的簡稱，它是一種因冠狀動脈狹窄、供血不足而引起的心功能障礙或器質性病變，因此又有缺血性心肌病之稱，是最為常見的一種心臟病。其症狀表現為胸腔中央發生壓榨性疼痛，並可遷延至其他部位，發作時還可伴有寒顫、眩暈、噁心、出汗、氣促及昏厥等，嚴重時可能因此而導致死亡。

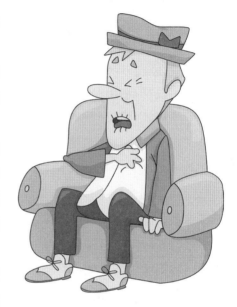

　　儘管冠心病是多種冠狀動脈病的結果，但冠狀動脈粥樣硬化占冠心病的95％～99％。因此，人們習慣把冠狀動脈性心臟病看作冠狀動脈粥樣硬化性心臟病。

　　雖然至今不完全清楚冠心病的病因，但普遍認為它與高脂血症、高血壓、糖尿病、高黏血症、內分泌功能低下等有關。另外，冠心病還與其他幾種因素有關，如肥胖已明確為冠心病的首要危險因素，而不愛運動的人其冠心病的發生和死亡率也增加1倍；當人進入40歲後冠心病的發病率便會升高，但女性在絕經期前的發病率低於男性；吸煙也是冠心病的重要起因。

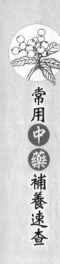

丹參

性味歸經：性微寒，味苦。歸心、肝經。

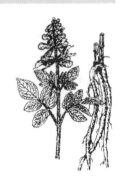

形態特徵：為唇形科多年生草本植物丹參的乾燥根。植株高30～80公分。全株密生黃白色柔毛及腺毛。根圓柱形，肉質，多分枝，新鮮時表面棕紅色，斷面肉白色，漸變粉紅色，乾後呈棕紅或暗棕紅色。莖四方形，有縱槽紋。葉對生，單數羽狀複葉，小葉通常3～5片；小葉片卵圓形、橢圓狀卵形或寬披針形，先端尖，基部圓形，兩面均有疏柔毛，葉背面較密，邊緣有圓齒。4～8月開花，花紫藍色，排列成總狀花序生於枝頂或葉腋，5～9月結果，果實橢圓形、黑色。

良品辨識：根條均勻、顏色紫紅或暗棕、沒有斷碎、味微苦澀的為良品。

功效主治：祛瘀止痛，活血通絡，清心除煩。用於月經不調、冠心病、心絞痛、慢性肝炎、肝硬化、肝脾腫大、神經衰弱、乳腺炎、癰瘡腫痛等。

☕ 丹參茶

原料：丹參15克，砂仁3克，檀香屑1.5克。

做法：將丹參、砂仁、檀香屑三味藥混合，製成每袋20克的藥袋，用開水泡10～20分鐘後，即可代茶飲用。

主治：行氣活血，化瘀止痛。主治冠心病、氣滯血瘀之胸悶心痛等。

丹參豆豉蒸鯧魚

原料：丹參4.5克，山楂6克，何首烏9克，鯧魚1條，蔥1根，精
鹽5克，豆豉、薑各10克，米酒10毫升。

做法：藥材洗淨，用3碗水煮成1碗藥汁備用；豆豉泡熱水，蔥切
絲，薑去皮切絲。將鯧魚宰殺洗淨裝入盤，在魚表面撒上
豆豉、蔥絲、薑絲、精鹽、米酒及藥汁，放入蒸鍋內蒸10
分鐘即可。

主治：補益五臟，通經活絡。預防心肌梗死。

三參菊花飲

原料：丹參30克，黨參10克，參三七粉2克（沖服），白菊花15
克。

做法：沸水沖泡當茶飲。

主治：胸痹，包括冠心病、心肌炎、肺心病。

丹參赤芍湯

原料：赤芍、丹參各15克，川芎、紅花各6克。

做法：水煎服。

主治：冠心病、心絞痛。

丹參紅花湯

原料：紅花、赤芍、川芎、降香各15克，丹參30克。

做法：共研為細末，分3次沖服，每日1劑，連服15～30天。

主治：冠心病、心絞痛。

紅花

性味歸經：性溫，味辛。歸心、肝經。

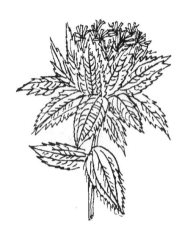

形態特徵：為菊科一年生草本植物紅花的乾燥花，植株高40～90公分，全體光滑無毛。莖直立，基部木質化，上部多分枝。葉互生，質硬，近於無柄而抱莖；卵形或卵狀披針形，基部漸狹，先端尖銳，邊緣具刺齒；上部葉逐漸變小，成苞片狀，圍繞頭狀花序。花序大，頂生，總苞片多列，外面1～3列呈葉狀，披針形，邊緣有針刺；內列呈卵形，邊緣無刺而呈白色膜質；花托扁平；管狀花多數，通常兩性，橘紅色。果期8～9月。瘦果橢圓形或倒卵形，基部稍歪斜，白色。花可入藥。孕婦慎用。

良品辨識：花瓣長，色紅黃、鮮豔，質柔軟者為良品。

功效主治：活血通經，散瘀止痛。用於月經不調、冠心病、心絞痛、軟組織挫傷、血栓閉塞性脈管炎等。

🍵 紅花栝樓片

原料：紅花15克，丹參、鬱金各18克，栝樓30克。

做法：將所有材料製成浸膏，壓成片劑30片。每次10片，每日3次，4周為1個療程。

主治：冠心病之心絞痛。

赤芍紅花湯

原料：赤芍、丹參各15克，川芎、紅花各6克。

做法：水煎服，分早晚2次溫服。

主治：冠心病之心絞痛。

紅花飲

原料：紅花9克，丹參、鬱金各12克，栝樓15克，薤白10克，陳皮、甘草各6克。

做法：水煎服，分早晚2次溫服。

主治：冠心病之心絞痛。

葛根紅花湯

原料：葛根60克，桃仁、鬱金各15克，紅花30克。

做法：水煎服。每日1劑，分2次服，連服20日為1個療程。

主治：冠心病之心絞痛。

紅花魚頭豆腐湯

原料：紅花6克，魚頭（肥大者）1個，豆腐200克，白菜200克，精鹽3克，薑5克，料酒、蔥各10克，雞湯1000毫升。

做法：1.魚頭洗淨，去鰓；紅花洗淨；豆腐切成4公分見方塊；白菜洗淨，切成4公分長的段；薑拍鬆，蔥切段。

2.魚頭放燉鍋內，加入紅花、豆腐、白菜、料酒、精鹽、蔥、薑後，再加入雞湯，把燉鍋置武火上燒沸，再用文火燉50分鐘即成。

主治：通絡化瘀，補氣活血。適合瘀阻心絡之冠心病患者。

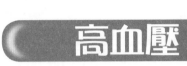

高血壓

　　高血壓病是指在靜息狀態下動脈收縮壓和/或舒張壓增高（≥140／90毫米汞柱），常伴有脂肪和糖代謝紊亂以及心、腦、腎和視網膜等器官功能性或器質性改變，以器官重塑為特徵的全身性疾病。兩次以上非同日測得的血壓≥140／90毫米汞柱即可診斷為高血壓病。

　　臨床上很多高血壓病患者特別是肥胖人群常伴有糖尿病，而糖尿病患者也較多地伴有高血壓，因此將兩者稱之為同源性疾病。糖尿病患者由於血糖增高，血黏稠度增加，血管壁受損，血管阻力增加，易引起高血壓。由此可知，高血壓與糖尿病都與高血脂有關，因此防治高血壓病與糖尿病都應該同時降血壓、調血脂。

刺蒺藜

性味歸經：性微溫，有小毒，味苦、辛。歸肝經。

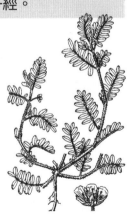

　形態特徵：為蒺藜科一年生草本植物蒺藜的乾燥成熟果實。全株密生灰白色柔毛。莖鋪地生長，多分枝，枝長20～50公分。葉對生或互生，雙數羽狀複葉，小葉3～8對，對生；小葉片長圓形或斜長圓形，先端銳尖或鈍，基部稍偏斜，邊緣全緣，有柔毛；托葉小，長約0.3公分。5～8月開花。花黃色，單朵生於葉腋，花梗明顯比葉

短；萼片5片；花瓣5片；雄蕊10枚。6～9月結果，果實分成5瓣，略呈五角星形，表面有硬尖刺，成熟時灰白色。

　　良品辨識：顆粒均勻、飽滿堅實、灰白色者為良品。

　　功效主治：平肝，解鬱，祛風明目。用於頭痛、眩暈、胸脅脹痛、乳房脹痛、乳閉不通、經閉、目赤翳障、風疹瘙癢、白癜風、瘡疽、瘰癧等。

蒺藜湯

原料：刺蒺藜15克，菊花12克，決明子30克，甘草6克。

做法：水煎服，分早晚2次溫服。

主治：高血壓，眼病。

養肝明目湯

原料：枸杞子、刺蒺藜、女貞子、車前子、菟絲子、白菊花各30克，豬肝100克，精鹽、蔥花、芝麻油各適量。

做法：枸杞子、刺蒺藜、女貞子、車前子、菟絲子、白菊花分別洗淨，晾乾，研為粗末，混勻裝入瓶內備用，使用時每次取混合藥末15克煎湯。將豬肝洗淨，切片，放入藥液煮熟，加精鹽、蔥花、芝麻油調味即可。

主治：養肝明目。

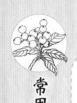

桑寄生

性味歸經：性平，味苦、甘。歸肝、腎經。

形態特徵：為桑寄生科植物桑寄生的乾燥帶葉莖枝。老枝無毛，有凸起灰黃色皮孔，小枝梢被暗灰色短毛。葉互生或近於對生，革質，卵圓形至長橢圓狀卵形，長3～8公分，寬2～5公分，先端鈍圓，全緣，幼時被毛；葉柄長1～1.5公分。聚傘花序，1～3個聚生葉腋，總花梗、花梗、花萼和花冠均被紅褐色星狀短柔毛；花萼近球形，與子房合生；花冠狹管狀，稍彎曲，紫紅色，先端4裂；雄蕊4枚；子房下位，1室。漿果橢圓形，有瘤狀突起。花期8～9月，果期9～10月。

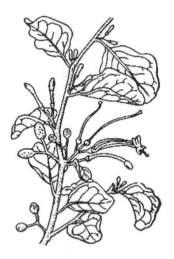

良品辨識：枝細、質嫩、紅褐色、葉未脫落者為良品。

功效主治：祛風濕，益肝腎，強筋骨，安胎。用於營血虧虛、肝腎不足、胎漏下血、胎動不安等。

🍵 桑寄生煲雞蛋

原料：桑寄生30克，雞蛋1個。

做法：將桑寄生和洗淨的雞蛋一起放入煲內，加水用文火煲；蛋熟後撈出，去殼再放入煲內煲15分鐘即成，飲湯吃蛋。

主治：補益肝腎，強筋壯骨。適用於痛風、神經痛、高血壓等。

夏枯草湯

原料：懷牛膝、豨薟草各20克，桑寄生、杜仲各25克，夏枯草50克。

做法：水煎服，每日1劑，分3次服。

主治：高血壓。

 ## 二明桑菊湯

原料：決明子、石決明、桑寄生、野菊花各50克。

做法：水煎服，每日1劑。

主治：高血壓。

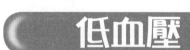

低血壓

　　低血壓的定義是，收縮壓≤90毫米汞柱，舒張壓≤60毫米汞柱，西醫將它分為三類：

　　1.原發性低血壓：多數為體質因素造成，會有家族遺傳史，患者中女性較多，尤其是中年女性。大多數患者沒有不適感，無需太過緊張，也不必特別治療。

　　2.繼發性低血壓：因某些病變造成，如內分泌失調、突然大失血、風濕性心臟病，有時過敏也會引起血壓過低。本類患者有頭暈、視物模糊、心悸、倦怠、無力、嗜睡、四肢冰冷等症狀。

　　3.體位性低血壓：因調節血壓的自主神經失調造成，當突然變換姿勢，血液一下子無法到達腦部，致使眼前一片黑暗或眼冒金星，甚至突然昏倒，以老年人、長期臥床患者、運動不足者較常見。此外，服用降血壓藥、抗抑鬱藥、利尿劑、勃起功能障礙藥物的人，也容易造成體位性低血壓。

　　中醫裡沒有「低血壓」這個名詞，因此常從眩暈、虛勞、暈厥等論治。本症是先天或後天的氣血虛弱導致的，需加以調理，健脾益氣、養心補血。

人參

性味歸經：性微溫，味甘、微苦。歸脾、肺、心、腎經。

形態特徵：為五加科多年生草本植物人參的乾燥根和根莖。主根肥壯肉質，圓柱形或紡錘形，通常直徑1～3公分，外皮淡黃色或淡黃白色，下端常分叉，頂端有根莖，俗稱蘆頭，根莖短，直立，野生者根莖長。莖直立，通常高30～60公分，單生，圓柱形，無毛。葉輪生，3～5枚掌狀複葉輪生於莖頂，小葉3～5片；小葉片卵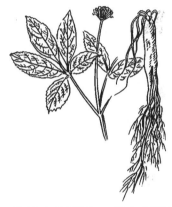圓形、倒卵圓形或橢圓形，先端尖，基部狹，邊緣有細鋸齒，齒有刺狀尖，葉面散生剛毛，剛毛長約0.1公分，葉背無毛。6～7月開花，花淡黃綠色，花10～50朵；花瓣5片；8月結果，果實扁腎形，鮮紅色。種子腎形，乳白色。

良品辨識：以身長、支大、蘆（根莖）長者為佳，蘆短、支瘦小、含糖多者次之。野山參以支大、漿足、紋細、蘆長、碗密、有圓蘆及珍珠點者為佳。

功效主治：大補元氣，複脈固脫，補脾益肺，生津養血，安神益智。用於心源性、失血性及感染性休克，高膽固醇血症，神經衰弱，糖尿病，慢性胃炎，心力衰竭等。

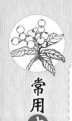

生脈散

原料： 人參、麥冬各9克，五味子6克。

做法： 水煎服，分3次溫服。

主治： 氣陰兩虛，口渴乏力。

黃芪黨參湯

原料： 黃芪、黨參各30克，五味子20克，麥冬10克，北柴胡3克。

做法： 水煎服。每日1劑，15日為1個療程。

主治： 低血壓。

清蒸人參雞

原料： 人參15克，母雞1隻，火腿10克，水發玉蘭片10克，水發香菇15克，精鹽、料酒、味精、蔥、生薑、雞湯各適量。

做法： 1.母雞宰殺後去除毛和內臟，放入開水鍋裡燙一下，用涼水洗淨；將火腿、玉蘭片、香菇、蔥、生薑切成片；人參用開水潤透，上籠蒸30分鐘，取出。

2.母雞放在盆內，加人參、火腿、玉蘭片、香菇及調味料，添入雞湯（淹沒過雞），上籠在武火上蒸至爛熟。

3.蒸好的雞放在大碗內，將人參（切碎）、火腿、玉蘭片、香菇擺在雞肉上（除去蔥、生薑不用），將蒸雞的湯倒在鍋裡，置武火上燒開，撇去浮沫，調好口味，澆在雞肉上即成。

主治： 大補元氣，固脫生津，安神。

🍵 地黃山藥湯

原料：熟地黃、山藥各24克，人參6克（或黨參12克），菊花、麥冬、牡丹皮、澤瀉、茯苓、五味子各10克，山茱萸、黃芪各15克。

做法：每日1劑，水煎3次，分3次服。

主治：低血壓。

（**隨症加減**：氣虛明顯者，黃芪重用至20～30克；氣陰兩虛，舌紅少苔者，人參或太子參加至20克；血虛者加當歸；頭暈甚者重用菊花，酌加桑葉；陰虛火旺者加黃柏、知母；夾濕邪者重用茯苓；腰膝酸痛、畏寒肢冷者加附子、肉桂適量。）

甘草

性味歸經：性平，味甘。歸心、肺、脾、胃經。

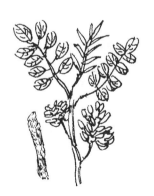

形態特徵：為豆科多年生草本植物甘草的乾燥根及根莖。植株高30～70公分。根莖圓柱狀；主根甚長，粗大，外皮紅褐色至暗褐色。莖直立，稍帶木質，被白色短毛及腺鱗或腺狀毛。單數羽狀複葉，托葉披針形，早落；小葉片卵圓形、卵狀橢圓形或近於圓形，先端急尖或近鈍狀，基部通常圓形，兩面被腺鱗及短毛。花期6～7月，總狀花序腋生，花密集，花萼鐘形。7～

9月結果，莢果線狀長圓形，鐮刀狀或彎曲呈環狀，密被褐色的刺狀腺毛。種子扁圓形或腎形，黑色光滑。

良品辨識：外皮細緊、有皺溝、紅棕色、質堅實、粉性足、斷面黃白色者為良品。

功效主治：補脾益氣，祛痰止咳，清熱解毒，緩急止痛，調和諸藥。用於潰瘍病、肝炎、癭病、心律不齊、上呼吸道感染、支氣管炎、支氣管哮喘、胃痙攣、咽喉炎、泌尿道炎等。

童參甘草湯

原料：烏梅、太子參各15克，甘草6克，白砂糖30克。

做法：將太子參、烏梅、甘草三味藥放入砂鍋，加適量清水同煮約30分鐘，再加白砂糖攪勻即可。

主治：補肺健脾、補氣生津。

炙甘草湯

原料：炙甘草、黨參、生薑、火麻仁各9克，大棗、桂枝各3克，生地15克，阿膠6克。

做法：水煎服，分早晚2次溫服。

主治：氣血兩虛之心悸失眠。

糖尿病

糖尿病是由於遺傳和環境因素相互作用，引起胰島素絕對或相對分泌不足，或靶組織細胞對胰島素的敏感性降低，引起蛋白質、脂肪、水和電解質等一系列代謝紊亂的綜合症，其中以高血糖為主要標誌。

糖尿病的症狀主要表現為多尿、多飲、多食、消瘦等，即「三多一少」症狀。有些患者可由尿糖刺激引起外陰瘙癢，男性可有陰莖龜頭炎、尿痛，部分患者可有乏力、多汗、心慌、手抖、饑餓等低血糖反應。糖尿病有遺傳傾向，據許多實驗及臨床研究結果表明，感染病毒後，胰島 β 細胞破壞嚴重者可發生糖尿病，自身免疫主要與胰島素依賴型糖尿病患者的發病有關，胰島 β 細胞釋放胰島素異常，生物合成中胰島素基因突變而形成結構異常的胰島素導致糖尿病。肥胖是糖尿病的重要誘因，同時又與糖尿病有著共同的病因。

天花粉

性味歸經：性微寒，味微苦、甘。歸肺、胃經。

形態特徵：為葫蘆科多年生藤本植物栝樓的乾燥塊根。莖較粗，多分枝，具縱稜或槽，葉互生，葉柄具縱條紋，葉片輪廓近圓形或近心形，常3～5淺裂至中裂，稀深裂或不分裂而僅有不等大粗齒，裂片倒卵形或長圓形，表面深綠色粗

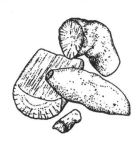

糙，背面淡綠色。兩面沿脈被長柔毛狀硬毛，雌雄異株，雄花總狀花序單生或與一單花並生，頂端有5～8花，花萼筒狀，被短柔毛，花冠白色，花藥靠合，花叢分離，雌花單生，花梗被柔毛，花萼筒圓形，子房橢圓形，綠色長2公分，花柱長2公分，柱頭長3公分，果實橢圓形，淡黃褐色，近邊緣處具稜線，花期5～8月，果期8～10月。

良品辨識：塊大、色白、乾燥、粉性足、質堅細膩、纖維少者為良品。

功效主治：清熱生津，消腫排膿。用於熱病煩渴、肺熱燥咳、內熱消渴、瘡瘍腫毒等。

☕ 天花粉雙耳湯

原料：天花粉20克，銀耳、黑木耳各15克。

做法：將銀耳、黑木耳用溫水泡發，摘除蒂柄，除去雜質，洗淨，放入碗內；將天花粉放入，加水適量；將碗置蒸籠中，蒸1小時，待木耳熟透即成。

主治：滋陰補腎潤肺，調節血糖。適合各型糖尿病患者。

☕ 天花二參湯

原料：天花粉、絞股藍、黃精、地骨皮、太子參各15克，山茱萸、玄參各10克。

做法：水煎服，分早晚2次溫服。

主治：糖尿病。

天花澤瀉散

原料：天花粉、澤瀉各100克，黃連、黨參各50克。

做法：共研細粉備用。每次3克，每日3次，溫開水送服。

主治：糖尿病之肺熱津傷症。

葛根

性味歸經：性涼，味甘、辛。歸脾、胃經。

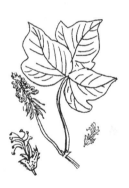

形態特徵：為豆科多年生藤本植物葛的乾燥根。呈縱切的長方形厚片或小方塊，長20公分左右，厚0.5～1公分。外皮淡棕色，有縱皺紋，粗糙。切面黃白色。植株高40～90公分，全體光滑無毛。莖直立，基部木質化，上部多分枝。葉互生，質硬，近於無柄而抱莖；卵形或卵狀披針形，基部漸狹，先端尖銳，邊緣具刺齒；上部葉逐漸變小，呈苞片狀，圍繞頭狀花序。花序大，頂生，總苞片多列，外面1～3列呈葉狀，披針形，邊緣有針刺；內列呈卵形，邊緣無刺而呈白色膜質；花托扁平；管狀花多數，通常兩性，橘紅色。果期8～9月。瘦果橢圓形或倒卵形，基部稍歪斜，白色。

良品辨識：質韌，纖維性強。無臭，味微甜者為良品。

功效主治：解肌退熱，生津止渴，升陽止瀉，透疹。用於感冒發熱、糖尿病、菌痢等。

葛根湯

原料：葛根10～15克。

做法：水煎服，代茶頻飲。

主治：糖尿病。

上消湯

原料：天花粉15克，葛根10克，麥冬20克。

做法：水煎服，每日1劑。

主治：糖尿病（上消）。

葛根粉粥

原料：葛根粉200克，粟米300克。

做法：用清水浸粟米一夜，第二天撈出，與葛根粉同拌勻，按常法煮粥，粥成後酌加調味品即可。

主治：營養機體，升舉陽氣。適用於防治心腦血管疾病。高血壓、糖尿病、腹瀉、痢疾患者宜常食之。

高脂血症

　　高脂血症是由各種原因導致血漿中的膽固醇、甘油三酯及低密度脂蛋白水準升高和高密度脂蛋白水準過低的全身脂代謝異常的一種疾病。

何首烏

性味歸經：性微溫，味苦、甘、澀。歸肝、心、腎經。

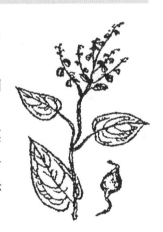

　　形態特徵：為蓼科多年生草本植物何首烏的乾燥塊根。多數地區有野生。3～4月生苗，然後蔓延在竹木牆壁間。莖為紫色，葉葉相對，像薯蕷但沒有光澤。夏、秋季開黃白花，如葛勒花。種子有稜角，似蕎麥但細小，和粟米差不多。秋、冬季採根，大的有拳頭大，各有5個稜，瓣似小甜瓜，有赤色、白色兩種，赤色為雄，白色為雌。8～9月採花，九蒸九曬，可當糧食。

　　良品辨識：個大身長、圓塊狀、質堅實而重、粉性足、外皮紅褐色、斷而無裂隙、斷面紅棕色、苦味濃、有梅花狀紋理者為良品。

　　功效主治：補肝益腎，養血祛風。用於動脈硬化、高血壓病、冠心病、神經衰弱、高膽固醇血症、貧血、糖尿病、病後體虛、便秘、瘧疾等。

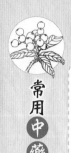

何首烏山決飲

原料：何首烏、草決明、山楂各15克，枸杞子10克，丹參20克。

做法：文火水煎，當茶飲。

主治：高脂血症。

何首烏湯

原料：制何首烏30克。

做法：取上藥，加水300毫升，煎20分鐘左右，取汁150～200毫升。分2次溫服，每天1劑，20天為1個療程。

主治：高脂血症。

首烏大棗粥

原料：制何首烏30克，大米100克，大棗5枚，冰糖少許。

做法：制何首烏擇淨，放入鍋中，用冷水浸泡10～30分鐘後，用水煎取汁液，加入大米、大棗同煮成粥，待粥煮熟時，調入冰糖再煮一兩沸即成，每日1劑。

主治：益氣養血，滋補肝腎。適用於高血壓、高脂血症、冠心病等。

首烏山楂飲

原料：生山楂30克，何首烏、澤瀉各20克，決明子25克，荷葉、丹參各15克，生甘草10克。

做法：水煎3次，分2～3次口服，每日1劑。1個月為1個療程。

主治：高脂血症。

首烏山藤飲

原料：何首烏15克，鉤藤10克，山楂12克，銀杏葉9克。

做法：水煎服。每日1劑。

主治：動脈硬化、高血壓、冠心病、高脂血症。

 ## 何首烏茶

原料：綠茶、何首烏、澤瀉、丹參各等量。

做法：加水共煎，去渣飲用。每日1劑，隨意分次飲完。

主治：降脂，減肥。

首烏地黃湯

原料：巴戟天、制首烏、枸杞子各10克，生地黃15克。

做法：水煎，分2次服，每日1劑。

主治：高脂血症。

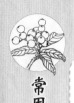

肝炎

　　病毒性肝炎是由多種肝炎病毒引起的以肝炎為主的全身性傳染病。主要傳染源是患者和病毒攜帶者。病毒性肝炎可分為A、B、C、D、E等型。A型和E型肝炎的主要傳播途徑是糞─口傳播，病毒通過患者的排泄物污染水和食物，再經口傳染，常見暴發性流行。B、C、D型肝炎以散發性發病為主，主要傳播途徑是體液傳播、母嬰傳播和性傳播。含有病毒的血液等體液通過輸血或血液製品、污染的注射器、牙科器械、針頭等途徑傳播的稱體液傳播，通過胎盤、產道、哺乳引起的感染稱母嬰傳播，通過性接觸而傳染的稱為性傳播。

　　病毒性肝炎根據臨床表現可分為急性肝炎和慢性肝炎。急性肝炎起病急，表現為發熱、食欲不振、厭油膩、噁心、嘔吐、上腹部不適、肝功能異常等。急性肝炎中，出現黃疸的稱為急性黃疸型肝炎，無黃疸的稱為急性無黃疸型肝炎。慢性肝炎多由急性肝炎發展而來，急性肝炎病程超過半年仍未痊癒者可診斷為慢性肝炎，臨床表現有乏力、肝區不適、食欲差、肝功能異常。慢性肝炎久治不癒可發展演變為肝硬化。慢性B型肝炎、C型肝炎與肝癌的發病密切相關。

茵陳

性味歸經：性微寒，味苦、辛。歸脾、胃、肝、膽經。

形態特徵：為菊科多年生草本植物濱蒿或茵陳蒿的乾燥地上部分。植株高30～100公分。莖直立，基部木質化，上部多分枝，表面具縱淺槽。基生葉披散地上，有柄，2～3回羽狀全裂，或掌狀裂；莖生葉，無柄，無毛，基部抱莖，羽狀全裂。小頭狀花序排成圓錐花序狀，球形或卵形，花緣黃色。瘦果長圓形。

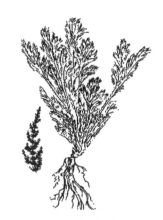

良品辨識：質嫩、綿軟、毛如絨、色灰白、香氣濃者為良品。

功效主治：清利濕熱，利膽退黃。用於傳染性肝炎、黃疸、風疹瘙癢、皮膚腫癢、小便黃澀、身面發黃等。

🍵 茵陳雞

原料：茵陳30克，雞肉150克，蔥1根，黃甜椒絲適量，豆苗、精鹽各少許。

做法：茵陳洗淨，用水煎取藥汁，去渣；將雞肉炒熟後加入茵陳汁，燜煮至汁乾，再放入蔥段、黃甜椒絲、豆苗、精鹽略炒即可。

主治：清利濕熱，利膽退黃。

茵陳湯

原料：茵陳、車前草各30克，地耳草、木賊、梔子根（用陳土炒）各15克。

做法：水煎服，每日1劑，7日為1個療程。

主治：慢性肝炎。

茵陳飲

原料：茵陳30～45克。

做法：水煎服。日服3次，每天1劑。

主治：急性黃疸型肝炎。

三根茵陳湯

原料：鮮山梔子根60克，白茅根、淡竹葉根各30克，茵陳40克。

做法：水煎服，分2～3次服，每日1劑，連服7～10天。

主治：急性黃疸型肝炎。

金錢敗醬茵陳茶

原料：金錢草60克，茵陳30克，敗醬草20克，白糖適量。

做法：金錢草、茵陳、敗醬草去浮灰，裝入紗布袋內，紮口，放入鍋內，加水適量，用小火煎煮出1000毫升藥汁，去袋，取藥汁，加白糖調味，代茶服用。

主治：清熱解毒，利濕退黃。

梔子

性味歸經：性寒，味苦。歸心、肺、三焦經。

形態特徵：為茜草科常綠灌木植物梔子的乾燥成熟果實。梔子樹可高達2公尺。莖多分枝。葉對生或三葉輪生，披針形，草質，光亮。夏季開花，花單生於葉腋或枝端，花冠開放後呈高腳碟狀，白色，肉質，芳香。蒴果橢圓形，黃色或橘紅色，頂端有綠色的宿存花萼。秋、冬採果及根，曬乾。

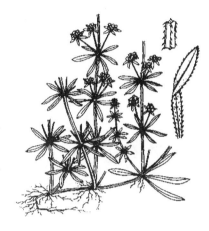

良品辨識：乾燥、個小、皮薄、飽滿、色紅豔、完整者為良品。

功效主治：瀉火除煩，清熱利濕，涼血止血。用於感冒高熱、黃疸、上消化道出血、結膜炎、口腔潰瘍、急性腎炎、尿道炎、泌尿道結石、軟組織扭傷等。

梔子湯

原料：梔子9克，甘草3克，黃柏6克。

做法：水煎服。

主治：病毒性肝炎，膽囊炎。

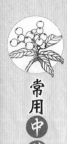

🍵 梔子粥

原料：梔子3克，粳米100克，蜂蜜15克。

做法：粳米淘洗乾淨，用冷水浸泡半小時，撈出，瀝乾水分；梔子洗淨，研成粉末。粳米放入鍋內，加入約1000毫升冷水，用旺火燒沸後轉小火，熬煮至將熟時，下入梔子粉末，攪勻，繼續用小火熬煮，待米軟爛後下入蜂蜜，攪拌均勻，再稍燜片刻即可。

主治：瀉火除煩，清熱利尿，涼血解毒散瘀，養顏祛痘。

🍵 公英湯

原料：蒲公英、茵陳各15克，梔子10克。

做法：水煎服。每日1劑，日服3次。

主治：急性黃疸型肝炎。

膽囊炎與膽石症

　　膽囊炎有急、慢性之分。急性膽囊炎是由細菌侵襲或膽管阻塞而引起的膽囊炎症，臨床特徵為右上腹陣發性絞痛，伴有明顯觸痛和腹肌強直；慢性膽囊炎常為急性膽囊炎的遺患，或由膽固醇代謝紊亂而引起膽囊病變，可以從輕度增厚到纖維性萎縮，臨床症狀為上腹部不適感和消化不良。膽石症是膽道系統中有結石形成，臨床上常引起膽囊炎的急性發作。膽囊炎與膽石症二者常同時存在，互為因果，造成惡性循環，使病變更趨嚴重和複雜。二者的治療基本一致。膽囊炎與膽石症的發病年齡多在20～50歲，女性較為多見。右上腹持續性疼痛陣發性加劇，是急性膽囊炎、慢性膽囊炎急性發作與膽石發生嵌頓時的一種重要症狀，疼痛常向右肩部及肩胛部放射，常伴有噁心、嘔吐等消化道症狀。

金錢草

性味歸經：性微寒，味甘、鹹。歸肝、膽、腎、膀胱經。

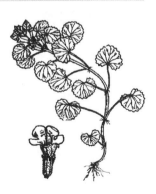

　形態特徵：為報春花科多年生草本植物過路黃的乾燥全草。莖橫臥，密被黃色短毛。小葉1～3枚，圓形或矩圓形如銅錢狀，全緣。如葉為3枚時，側生的小葉比頂生的小，先端微凹，基部心形，葉面無毛，葉背密被灰白色絨毛，中脈及側脈特別多。兩性花，為頂生或腋生的總狀花序，苞片被毛，卵形；花萼鐘形，

裂片5枚，被粗毛；花冠蝶形，紫紅色；雄蕊10枚，其中9枚合生，1枚分離。莢果，被短毛。秋季開花。

良品辨識：葉片肥大、植株完整、乾燥無雜質者為良品。

功效主治：清熱利濕，通淋，消腫。用於尿路結石、膽囊結石、化膿性炎症、肝硬化腹水、腰痛、乳腺炎初起等。

金錢馬蹄湯

原料：金錢草60克，馬蹄金、虎杖、鬱金各30克，香附、雞內金各15克。

做法：水煎服，分早晚2次溫服。

主治：慢性膽囊炎、膽石症。

消石湯

原料：金錢草30克，柴胡12克，大黃、鬱金、茵陳、威靈仙各15克，雞內金粉（沖）8克，香附10克，甘草6克。

做法：水煎2次，共取汁300毫升，每日1劑，早晚分2次服。

主治：膽石症。

利尿飲

原料：金錢草、車前子、魚腥草、萹蓄草、鴨蹠草各20克，白糖50克。

做法：將前五味中藥洗淨，放入鍋內，加水3000毫升；將鍋置武火上燒沸，再用文火煎煮25分鐘，用紗布濾過，在藥汁內加入白糖，拌勻即成。

主治：清熱解毒，利尿消腫。

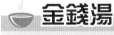

金錢湯

原料：金錢草250克。

做法：水煎2次。早晚各服1次，每天1劑。

主治：膽石症。

積雪草

性味歸經：性涼，味甘、微苦。歸肝、膽、肺經。

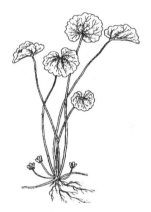

形態特徵：為傘形科多年生匍匐草本植物積雪草的乾燥全草。莖光滑或稍被疏毛，節上生根。單葉互生，葉片圓形或腎形，邊緣有鈍齒，上面光滑，下面有細毛；葉有長柄，傘形花序單生；每一花梗的頂端有花3～6朵，通常聚生成頭狀花序，花序又被2片卵形苞片包圍；花萼截頭形；花瓣5片，紅紫色，卵形；雄蕊5枚，短小，與花瓣互生；子房下位，花柱2個，較短，花柱基不甚明顯。雙懸果扁圓形，光滑，主稜和次稜同等明顯，主稜間有網狀紋相連。花期夏季。根作藥用。

良品辨識：灰綠色、葉片肥大、乾燥無雜質者為良品。

功效主治：清熱涼血，利尿消腫，消炎止血。用於膽囊炎、扁桃體炎、肺燥咳嗽、傷風感冒、各種熱性病、腮腺炎、肺膿腫、肝炎、吐血、咯血、鼻出血、水腫、痔瘡、崩漏、肺結核、疔瘡潰爛等。

涼拌積雪草

原料：積雪草200克，鹽、橄欖油、雞精、魚露、檸檬汁、大蒜、紅辣椒各適量。

做法：積雪草摘取嫩葉，清洗乾淨，切碎放入盆中，加入鹽、橄欖油、魚露、雞精、檸檬汁拌勻；大蒜、紅辣椒切末，放入盆中拌勻即可。

主治：清熱利濕，解毒消腫。用於濕熱黃疸，中暑腹瀉，砂淋血淋，癰腫瘡毒，跌撲損傷。

積雪草冰糖飲

原料：積雪草、冰糖各50克。

做法：水煎服，分2次，空腹服。

主治：黃疸。

積雪湯

原料：積雪草、馬蹄金各30克。

做法：水煎服，連服10劑，分早晚2次溫服。

主治：膽囊炎。

陽痿

陽痿即勃起障礙，指男性在有性欲衝動和性交要求下，陰莖不能如願勃起，或者勃起後不能維持足夠的硬度，以致不能插入陰道或插入陰道後立即疲軟。從病因上，陽痿可分為器質性陽痿和心理性陽痿。

陽痿的主要症狀為房事不舉，但睡夢中易舉，也可表現為舉思交合，但性交即痿，還可表現為舉而不堅，不能持久。導致陽痿的原因有很多，如精神方面的因素，手淫成習、性交次數過多，一些重要器官如肝、腎、心、肺患嚴重疾病，均可導致陽痿。此外，酗酒，長期過量接受放射線，過量服用安眠藥、抗腫瘤藥物、麻醉藥品都可導致陽痿發生。

巴戟天

性味歸經：性微溫，味甘、辛。歸腎經。

形態特徵： 為茜草科多年生藤本植物巴戟天的乾燥根。根肉質肥厚，圓柱形，呈串珠狀，外皮黃褐色。莖有縱稜，小枝幼時有褐色粗毛。葉對生，長橢圓形。頭狀花序，有小花1～3朵，排成傘形花序，花冠白色。核果球狀至扁球狀，成熟時紅色。花期4～5月，果期9～10月。

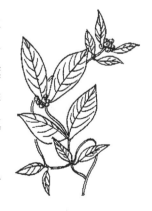

良品辨識： 條大肥壯、呈鏈球狀、肉厚色紫、木質心細者為良品。

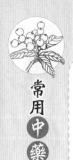
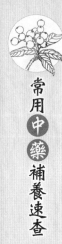
功效主治：補腎陽，強筋骨，祛風濕。用於腎陽不足、關節疼痛、性功能衰退、風濕性關節炎、不育不孕等。

益氣補精湯

原料：紅參6克（或黨參30克），鎖陽、巴戟天各12克，胡桃肉30克（分兩次嚼食）。

做法：水煎服，每日2次，連服1～3個月。

主治：性欲減退，陽痿少精，精子活動率減低。

巴戟參湯

原料：巴戟天、淫羊藿各15克，枸杞子、人參各10克。

做法：水煎服，每日1劑，分早晚2次溫服。

主治：腎陽虛型陽痿。

巴戟蚌肉湯

原料：巴戟天30克，乾品蚌肉100克，生薑2片，精鹽適量。

做法：將蚌肉用清水浸透發開，洗淨切片；巴戟天洗淨。瓦煲內加適量清水，用大火煲至水沸後放入巴戟天、蚌肉、生薑，改用小火繼續煲3小時左右，再加精鹽調味後，即可食用。

主治：補腎壯陽。主治腎虛陽痿、腰膝酸軟。

鹿茸

性味歸經：性溫，味甘、鹹。歸肝、腎經。

形態特徵：為鹿科梅花鹿或馬鹿等雄鹿頭上尚未骨化而帶毛的幼角。角實心，起初是瘤狀，紫褐色，佈滿茸毛，富有血管；成長後分支，生長完全的有4個支叉。

良品辨識：茸形粗壯、飽滿、皮毛完整、質嫩、油潤、無骨稜者為良品。

功效主治：壯陽益精，強筋健骨，固崩止帶，溫補托毒。用於腰膝酸軟、發育不良、神經衰弱、再生障礙性貧血、性功能減退等。

🍵 鹿茸丸

原料：鹿茸（酒蒸）、五味子各30克，炙人參60克，熟附子20克，肉桂15克。

做法：研末，煉蜜為丸，溫開水送服，每日服1～2次，每次3克。

主治：精血虛竭之陽痿遺精，口渴。

🍵 鹿蛤散

原料：蛤蚧尾10克，鹿茸粉5克。

做法：研為細末。每日1劑，早晚分2次空腹服。

主治：陽痿。

鹿茸扒猴頭菇

原料：鹿茸粉6克，水發猴頭菇250克，冬筍、火腿各25克，植物油75克，精鹽2克，雞湯3000毫升，味精3克，蔥10克，生薑、濕澱粉各5克。

做法：將水發猴頭菇用水洗淨，切成厚長片，正面向下，擺放盤內；火腿、冬筍切成小片；蔥切段，薑切塊。炒鍋內放植物油，燒熱後，用薑、蔥熗鍋，加雞湯、精鹽、味精、冬筍、火腿片；再把猴頭菇、鹿茸粉放入鍋內，用蓋蓋嚴，在文火上煨10分鐘，再用中火，最後用濕澱粉勾芡，淋上明油，翻勻即成。

主治：壯元陽，補血氣，益精髓，強筋骨。

鹿蓯散

原料：鹿茸、肉蓯蓉各30克，黃狗腎1個。

做法：共研成細粉，每次6克，每日2次，用黃酒送服。

主治：腎虛陽痿。

鹿茸人參童子雞

原料：鹿茸10克，人參3克，童子雞1隻，精鹽適量。

做法：將雞宰殺洗淨，去內臟，切小塊，和鹿茸、人參及少許精鹽一同放入鍋內，加水適量，燉煮1～2小時至熟，食肉飲湯。

主治：益氣壯陽。

早泄

早洩是指男子在陰莖勃起之後，未進入陰道之前或插入陰道而尚未抽動時便已射精的現象。

研究發現，80％以上的早洩患者是由精神因素引起的，如過度興奮、鬱悶、緊張等。另外，早洩與器質性疾病密切相關，例如，尿路感染、附睾炎、外生殖器先天畸形、多發性硬化、陰莖炎、脊髓腫瘤、慢性前列腺炎等都可反射性地影響脊髓中樞，引起早洩。

中醫認為，早洩大多是腎氣虧虛引起的。如腎陰虧虛，陰虛火亢，主要表現為陰莖易勃、手足心煩熱、交媾迫切、腰膝酸軟、夜寐易醒等；腎陽虧虛，表現為夜尿多、小便清長、體弱畏寒、陰莖勃起不堅等。

肉蓯蓉

性味歸經：性溫，味甘、鹹。歸腎、大腸經。

形態特徵：為列當科多年生寄生草本植物肉蓯蓉乾燥帶鱗葉的肉質莖，植株高10～40公分。莖肉質肥厚，圓柱形，黃色，不分枝或有時從基部分2～3枝。葉鱗片狀，黃褐色，覆瓦狀排列，呈披針形或條狀披針形，先端漸尖。5～6月開花，花黃色，組成穗狀花序圓柱形，花多數而密集；苞片卵狀披針形，小苞片狹披針形，與花萼近等長，花萼5淺裂，裂片近圓形，花冠近唇形，5裂，雄蕊4枚。6～7月結果，果實橢圓形，內有多數種子。

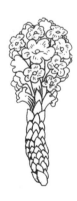

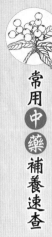

良品辨識：條粗壯、密被鱗片、色棕褐、質柔潤者為良品。

功效主治：補腎陽，益精血，潤腸通便。用於腎虛陽痿、腰膝冷痛、久婚不孕、老年習慣性便秘等。

蓯蓉丸

原料：肉蓯蓉、菟絲子、蛇床子、五味子、遠志、續斷、杜仲各等份。

做法：和蜜為丸，溫水送服，每服10克，每日服1～2次。

主治：男子五勞七傷，陽痿不起。

蓯蓉飲

原料：肉蓯蓉、巴戟天、枸杞子、五味子各5克。

做法：將五味子砸碎，肉蓯蓉、巴戟天切成小碎塊，與枸杞子一起置入茶杯內，倒入剛沸的開水，蓋嚴杯蓋，浸泡20分鐘左右即可代茶飲。可反復加入沸水浸泡數次，直至無味，每日上午和晚上睡前各泡服1劑。

主治：腎陽不足，精血虧損的陽痿、早洩、遺精、滑精、白濁等。

黑芝麻蓯蓉丸

原料：肉蓯蓉、桑螵蛸、芡實各15克，蓮子18克，黑芝麻30克。

做法：共搗為粉末，過篩，煉蜜為丸如梧子大。每次9克，每日2次，開水送服。

主治：腎虛遺精，滑泄，小便頻數。

🍲 肉蓯蓉羊肉粥

原料：肉蓯蓉30克，羊肉200克，大米40克，精鹽10克。

做法：羊肉洗淨切片，放鍋中加水煮熟，加大米、肉蓯蓉煮粥，精鹽調味後服用。

主治：補腎益精，溫裡壯陽。適用於腰膝冷痛、陽痿遺精、腎虛面色灰暗等。

淫羊藿

性味歸經：性溫，味甘、辛。歸肝、腎經。

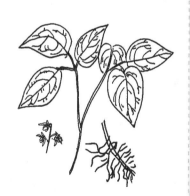

形態特徵：為小蘗科多年生草本植物淫羊藿的乾燥葉。根莖長，橫走，質硬，鬚根多數。葉為2回3出複葉，小葉9片，有長柄，小葉片薄革質，卵形至長卵形，先端尖，邊緣有刺毛狀細齒，側生葉，外側呈箭形，葉面無毛，葉背面有短伏毛。3月開花，花白色，組成圓錐形花序生於枝頂；花瓣4片；雄蕊4枚。秋季結果，果卵圓形，長約1公分，內有多數黑色種子。

良品辨識：色青綠、無枝梗、葉整齊不碎者為良品。

功效主治：補腎陽，強筋骨，祛風濕。用於神經衰弱、更年期高血壓病、小兒麻痺症等。

淫羊藿湯

原料：淫羊藿9克，土丁桂24克，鮮黃花遠志30克，鮮金櫻子60克。

做法：水煎服，分早晚2次溫服。

主治：陽痿、早洩。

淫羊藿炒雞腎

原料：淫羊藿20克，雞腎150克，料酒15克，精鹽、薑各5克，味精3克，蔥10克，韭菜、植物油各50克。

做法：淫羊藿洗淨，用沸水100毫升煮6分鐘，濾取藥液；雞腎洗淨，瀝乾水分；韭菜去黃葉、雜質，洗淨，切成3公分長的段；薑切片，蔥切段。將炒鍋置武火上燒熱，加入植物油燒至六成熱時，下入薑、蔥爆香，再下入雞腎、韭菜、淫羊藿藥液、料酒、精鹽、味精，炒熟即成。

主治：補腎壯陽，強筋健骨，祛風除濕，止咳平喘。

遺精

　　中醫將遺精分為兩類。第一類是縱欲過度，或是自慰過於頻繁，使得腎虛滑脫、氣不攝精而造成遺精。患者會有頭暈、目眩、耳鳴、心悸、健忘、失眠、腰膝酸軟、精神萎靡不振等現象。治療以溫補腎精、固澀止遺為主。第二類是看到色情圖片或影片刺激，或在睡前過度興奮，使得心火內擾。患者會出現睡眠不佳、多夢、煩熱、心神不寧。治療以清心火為主。

　　西醫將遺精分為生理性遺精和病理性遺精，主要是根據年齡、身體狀態、陰莖勃起、遺精後身體狀態來判斷。生理性遺精常見於青少年或青壯年。遺精者的身體是健康、充滿活力的，陰莖勃起正常，遺精的量多且黏稠，遺精後沒有不適感。病理性遺精較常見於中老年或體質不佳的男性。遺精者身體虛弱、疲憊，常有房事過度、自慰過度、煙酒過度等問題；陰莖勃起時，經常是勃而不堅，堅而不久，遺精的量少且精液稀薄，遺精後容易出現疲勞現象。青少年時期，每個月遺精2～3次是正常現象，但如果次數太頻繁，又伴有頭暈、耳鳴、精神不振等症狀，就屬於病理性遺精。

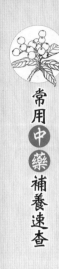

芡實

性味歸經：**性平，味甘、澀。歸脾、腎經。**

形態特徵：為睡蓮科一年生水生草本植物芡的乾燥成熟種仁。植株具有白色鬚根及不明顯的莖。初生葉沉水，箭形；後生葉浮於水面，圓形，直徑65～130公分，正面多皺紋，反面紫色，兩面均有刺；葉柄生葉底中央。花鮮紫紅色，在水面平放，日開夜合。漿果帶刺，如雞頭狀。種子球形，黑色，堅硬，內含白色粉質胚乳。秋採種子，曬乾去殼取仁入藥。

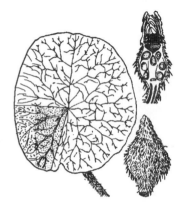

良品辨識：顆粒飽滿、均勻、粉性足、斷面白色、無碎末、無皮殼者為良品。

功效主治：健脾止瀉，益腎固精，祛濕止帶。用於遺精、慢性腹瀉、小便不禁、帶下等。

芡實大棗糊

原料：芡實粉30克，大棗肉、白糖各適量。

做法：芡實粉先用涼開水打糊，放入開水中攪拌，再拌入大棗肉，煮熟成糊粥，加白糖調味。

主治：遺精。

芡實枸杞湯

原料：芡實、枸杞子各20克，補骨脂、韭菜子各15克，牡蠣40克（先煎）。

做法：每日1劑，水煎分3次服。

主治：遺精、滑精。

金櫻芡實湯

原料：芡實15克，蓮鬚6克，金櫻子30克。

做法：水煎分2次服，每日1劑。

主治：夢遺、滑精。

芡實山藥湯

原料：芡實、山藥各30克，蓮子15克，茯神6克，酸棗仁9克，黨參3克。

做法：每日1劑，水煎分3次服。

主治：夢遺、滑精。

桂圓芡實飲

原料：桂圓肉、炒酸棗仁各10克，芡實15克。

做法：桂圓肉、酸棗仁、芡實一起放入砂鍋，加水煎煮1小時，取汁飲用。

主治：養血安神，益腎固精。

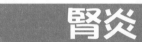

腎炎

　　腎炎分為急性腎炎和慢性腎炎。急性腎炎是急性腎小球腎炎的簡稱，多見於兒童及青少年。一般認為其與甲族B組溶血性鏈球菌感染有關，是人體對鏈球菌感染後的變態反應性疾病。起病常在多次反復鏈球菌感染（咽炎、扁桃體炎、中耳炎等）或皮膚化膿感染（丹毒、膿皰瘡等）之後1～4周，症狀輕重不一。輕者可稍有水腫，尿有輕度改變；重者短期內可有心力衰竭或高血壓腦病而危及生命。一般典型症狀先有眼瞼水腫，逐漸下行性發展至全身。有少尿和血尿，持續性低熱，血壓程度不等地升高。

　　慢性腎炎也稱慢性腎小球腎炎。本病多發生於青壯年，是機體對溶血性鏈球菌感染後發生的變態反應性疾病。病變常常是雙側腎臟彌漫性病變。病情發展較慢。病程在一年以上。初起患者可毫無症狀，但隨著病情的發展逐漸出現蛋白尿及血尿，患者出現疲乏無力、水腫、貧血、抵抗力降低及高血壓等。晚期患者可出現腎衰竭而死亡。中醫認為本病屬水腫病範疇，應以健脾助陽為治療原則。

車前子

性味歸經：性寒，味甘。歸腎、小腸、肝、肺經。

形態特徵：為車前科多年生草本植物車前或平車前的乾燥成熟種子。植株連花莖可高達50公分。基生葉；具長柄，幾乎與葉片等長或長於葉片；葉片卵形或橢圓形，全緣或呈不規則的波狀淺齒，通常有5～7條弧形脈。花莖數個，具稜角；穗狀花序，每花有宿存苞片1枚；花萼4片，橢圓形或卵圓形，宿存；花冠小，花冠管卵形；雄蕊4枚，著生於花冠管基部，與花冠裂片互生；雌蕊子房2室（假4室）。蒴果卵狀圓錐形。種子4～8顆或9顆。花期6～9月，果期10月。

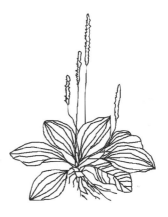

良品辨識：顆粒大、呈三角狀長圓形、色澤為黑或黃棕色、飽滿、遇水黏滑者為良品。

功效主治：清熱利尿，滲濕通淋，明目，祛痰。用於感冒咳嗽、腎性水腫、腳氣水腫、肺炎、咳痰咯血、百日咳、膀胱炎、下消、尿血、白濁、黃疸等。

車前子白茅湯

原料：豬苓、茯苓、澤瀉、滑石、車前子各10克，白茅根15克。

做法：水煎服，分早晚2次溫服。

主治：淋濁尿痛，小便不利。

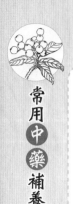

車前子茶

原料：車前子10克。

做法：先將車前子揀去雜質，篩去空粒，洗去泥沙，曬乾；車前子放入保溫杯中，沸水沖泡15分鐘，當茶飲。每日1劑。

主治：利水降壓，祛痰止咳。治療尿路結石。

車前子豆湯

原料：綠豆50克，黑豆50克，車前子15克，蜂蜜1匙。

做法：先將車前子用紗布包好。鍋內倒入適量清水，放入車前子包、綠豆、黑豆共煮，煮至豆爛停火，挑出藥包，調入蜂蜜即可。食豆飲湯。

主治：小便異常、尿痛尿急、腰痛等。

車前子粥

原料：車前子30克，白米100克。

做法：車前子用水浸泡，煎煮成300毫升。然後去渣，加白米，再加適量水煮成稀粥。溫熱時服用，一日分2次食用。

主治：清熱明目。對急性結膜炎、風熱外侵、目赤腫痛、小便黃赤、淋瀝澀痛等均有療效。

薏苡仁

性味歸經：性微寒，味甘、淡。歸脾、胃、肺經。

形態特徵：為禾本科多年生草本植物薏苡的乾燥成熟種仁。植株高1～1.5公尺。稈直立，叢生，基部節上生根。葉互生，長披針形，長10～40公分，寬2～3公分，鞘狀抱莖，中脈明顯，無毛。花單性同株。穎果包藏於球形中空骨質總苞內。秋末種子成熟時，割下地上部分，脫粒，曬乾。

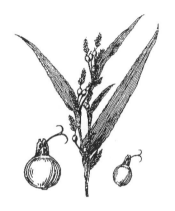

良品辨識：粒大、飽滿、色白、完整者為良品。

功效主治：利水消腫，健脾補中，祛濕療痺，消癰排膿。用於腎性水腫、腎盂腎炎、慢性胃腸炎、肺膿瘍、闌尾炎、扁平疣等。

薏仁龜板湯

原料：生黃芪10克，薏苡仁、炙龜板各60克。

做法：先將龜板搗碎，入鍋煎1小時，再入其餘兩味藥文火煎煮1小時。分早晚2次溫服。

主治：慢性胃炎。

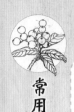

苡仁雪菜拌墨魚

原料：薏苡仁30克，鮮墨魚400克，雪菜120克，蒜15克，薑、蔥各10克，料酒、生粉、白糖、醋、芝麻油、醬油（老抽）各少許。

做法：薏苡仁洗淨，蒸熟；雪菜洗淨，切細粒，用沸水燙後，瀝乾水分，放入調味料，拌勻；墨魚洗淨，撕去外皮，切成長條，用料酒、生粉抓勻；用薑、蔥、水把墨魚煮後撈起，瀝乾水分；在墨魚、雪菜中加調味料、蒜泥、薏苡仁，拌勻即成。

主治：清熱解毒，健脾利濕。

肩周炎

　　肩周炎是以肩關節疼痛和活動不便為主要症狀的常見病，如得不到有效的治療，有可能嚴重影響肩關節的功能活動，妨礙日常生活。本病早期肩關節呈陣發性疼痛，常因天氣變化及勞累而誘發，後逐漸發展為持續性疼痛，並逐漸加重，晝輕夜重，夜不能寐，不能向患側側臥，肩關節向各個方向的主動和被動活動均受限。肩部受到牽拉時，可引起劇烈疼痛。肩關節可有廣泛壓痛，並向頸部及肘部放射，還可出現不同程度的三角肌萎縮。

薑黃

性味歸經：性溫，味辛、苦。歸肝、脾經。

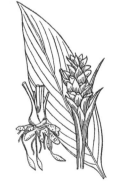

形態特徵：為薑科多年生草本植物生薑黃的乾燥根莖。植株高約1公尺。根莖圓柱形，橫走，其上生出多數不規則圓柱形、卵圓形或紡錘形側生根莖，表面深黃色，有明顯環節，斷面橙黃色或金黃色，氣芳香。鬚根粗壯，末端常膨大，呈紡錘形或卵圓形塊根，表面灰褐色，斷面黃色。葉基生，有長柄；葉片長圓形或橢圓形。花期8～11月。花莖由頂部葉鞘內抽出，花冠淡黃色；秋冬季結果，果實近球形。根莖和塊根於冬季葉枯時採挖為佳。洗淨，根莖、塊根分開，除去細根，煮或蒸至透心，曬乾，備用。

良品辨識：表面有皺紋、質地堅實、橫切面為金黃色、氣味香濃的為良品。

功效主治：破血行氣，通經止痛。用於高脂血症、冠心病、心絞痛、月經不調、風濕性關節炎、肩關節炎等。

薑黃歸芍茶

原料：薑黃、羌活各6克，當歸10克，赤芍、白朮各12克，甘草3克。

做法：上藥放入砂鍋中，水煎2次，共取汁液約500毫升，代茶飲，每日1劑。

主治：肩周炎。

薑黃山藥泥

原料：薑黃粉6克，山藥1小段，五穀粉1～2包。

做法：山藥去皮後，磨成山藥泥放入杯中，加入五穀粉、薑黃粉，再加入適量沸水調勻即成。不拘時食用。

主治：行氣活血，通絡止痛。

薑黃桑枝湯

原料：薑黃15克，桑枝20克，羌活、防風、桂枝、威靈仙、雞血藤各10克，田七（磨粉）5克。

做法：每日1劑，水煎服，分2次服，6日為1個療程。

主治：肩周炎。

秦艽

性味歸經：性微寒，味苦、辛。歸胃、肝、膽經。

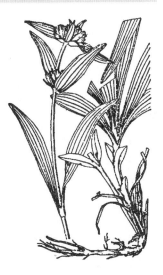

形態特徵：為龍膽科多年生草本植物秦艽的乾燥根。植株高40～60公分。根強直。莖直立或斜上，圓柱形，光滑無毛，基部有纖維狀殘葉。葉披針形或長圓狀披針形，莖生葉3～4對，稍小，對生，基部連合。花生於上部葉腋，成輪狀叢生；萼膜質，先端有不等長的短齒；花冠筒狀，深藍紫色，著生於花冠管中部；子房長圓狀，無柄，花柱甚短，柱頭2裂。蒴果長圓形。種子橢圓形，褐色，有光澤。花期7～8月，果期9～10月。

良品辨識：質堅實、色棕黃、氣味濃厚者為良品。

功效主治：祛風除濕，和血舒筋，清熱利尿。用於風濕性或類風濕關節炎、肺結核、腎結核而見低熱不退、腦血管意外後遺症、黃疸型肝炎等。

🍵 秦艽湯

原料：秦艽、黃芪、葛根各20克，山茱萸肉、伸筋草、桂枝、薑黃各10克，三七5克，當歸、防風各12克，甘草6克。

做法：水煎，加黃酒少許溫服。分早晚2次溫服。

主治：肩周炎。

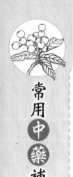

 ## 秦艽延胡索酒

原料：秦艽、延胡索各50克，制草烏10克，桂枝、川芎、桑枝、雞血藤各30克，薑黃、羌活各25克，白酒1000毫升。

做法：將前9味藥搗碎，置容器中，加入白酒，密封，浸泡7～10日後，過濾去渣即成。

主治：祛風除濕，溫經散寒，通絡止痛。適用於肩周炎（早期）及上肢疼痛等。

 ## 秦艽木瓜酒

原料：秦艽、川烏、草烏各6克，廣鬱金、羌活、川芎各10克，木瓜20克，全蠍2克，紅花8克，透骨草、雞血藤各30克，60度白酒1000毫升。

做法：將前11味藥搗碎或切片，置容器中，加入白酒，密封，浸泡15日後，過濾去渣即成。

主治：祛風散寒，舒筋通絡。適用於肩周炎（偏寒、偏瘀型）等。

三烽秦艽散

原料：豨薟草、羌活、獨活、桂心、秦艽、川芎、海風藤、乳香、桑枝、當歸各9克，蠶沙、木香、炙甘草各6克。

做法：水煎服。每日1劑，分2次溫服，7日為1個療程，連用2個療程。

主治：肩周炎。

風濕性關節炎、類風濕關節炎

風濕性關節炎是一種常見的急性或慢性結締組織炎症，可反復發作並累及心臟。臨床以關節和肌肉遊走性酸楚、重著、疼痛為特徵。中醫稱本病為「三痺」。根據感邪不同及臨床主要表現，有「行痺」、「痛痺」、「著痺」的區別。其病機主要為風寒濕邪三氣雜至，導致氣血運行不暢，經絡阻滯。

類風濕關節炎是一種以關節滑膜炎為特徵的慢性全身性自身免疫性疾病，其發病與細菌、病毒、遺傳及性激素有一定關係。臨床以慢性對稱性多關節腫痛伴晨僵、晚期關節僵直畸形和功能嚴重受損為特徵。中醫稱本病為「尪痺」。其病機為風寒濕熱之邪留滯於筋骨關節，久之損傷肝腎陰血。

獨活

性味歸經：性溫，味苦、辛。歸腎、膀胱經。

形態特徵：為傘形科多年生草本植物重齒毛當歸的乾燥根。莖直立，帶紫色，有縱溝紋。根生葉和莖下部葉的葉柄細長，基部呈寬廣的鞘，邊緣膜質。葉片卵圓形，先端漸尖，基部楔形或圓形，邊緣具不整齊重鋸齒，兩面均被短柔毛，莖上部的葉簡化成膨大的葉鞘。雙懸果，背部扁平，長圓形，基部凹入，背稜和中稜線形隆起，

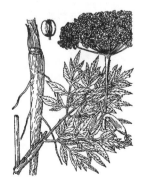

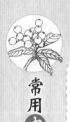

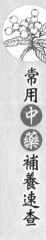

側稜翅狀，分果稜槽間油管1～4枚，合生面有油管4～5枚。花期7～9月，果期9～10月。

良品辨識：條粗壯、油潤、香氣濃郁者為良品。

功效主治：袪風除濕，通痹止痛。用於風濕性關節炎、類風濕關節炎，風寒感冒，腰腿疼痛等。

獨活寄生湯

原料：防風6克，寄生10克，秦艽5克，獨活9克。

做法：水煎服。分早晚2次溫服。

主治：風濕性關節炎。

獨活地黃湯

原料：獨活、青風藤、鹿角霜各15克，熟地黃30克，穿山甲、當歸、烏梢蛇、金毛狗脊、木通各10克，田三七、炙甘草各3克。

做法：每日1劑，水煎2次，共取汁300毫升，早晚飯後分2次服。

主治：類風濕關節炎。

獨活鮮皮酒

原料：獨活45克，白鮮皮15克，羌活30克。

做法：將藥物共研粗末，和勻備用；加入白酒適量，浸泡5～7日，過濾去渣即成。分早晚2次溫服。

主治：袪風除濕，益氣活血。

五加皮

性味歸經：性溫，味苦、辛。歸肝、腎經。

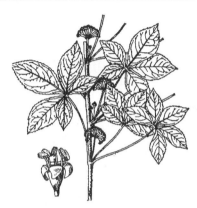

形態特徵：為五加科落葉灌木細柱五加的乾燥根皮。莖或有刺或有鉤刺。掌狀複葉互生，葉柄細長，光滑或有小刺；小葉5片，倒卵形至披針形，中間1片較大，邊緣有鈍鋸齒，兩面無毛或葉背散佈小刺毛。夏季開小白色花，腋生或頂生，傘形花序。漿果球形，秋季成熟，藍黑色。全年採其根。

良品辨識：粗長、皮厚、整齊、氣香、無木心者為良品。

功效主治：祛風濕，補肝腎，強筋骨。用於風濕痹痛、筋骨痿軟、小兒行遲、水腫、腳氣、風濕性關節炎等。

☕ 抗風濕藥酒

原料：五加皮、麻黃、制川烏、制草烏、烏梅、甘草、木瓜、紅花各20克，60度白酒1000毫升。

做法：將前8味藥切碎，置容器中，加入白酒，密封；浸泡10～15日後，過濾去渣，再加白酒至 1000毫升，靜置24小時，過濾即成。

主治：祛風除濕，舒筋活血。適用於風濕性關節炎等。

五加皮散

原料：五加皮、木瓜、松節各30克。

做法：共研為細末。每次6克，每日2次。

主治：風濕骨痛，筋脈拘急。

地龍防己加皮湯

原料：地龍、防己、五加皮各10克。

做法：水煎服。分早晚2次溫服。

主治：風濕關節痛。

三藤湯

原料：雞血藤、當歸藤各30克，海風藤、五加皮、走馬胎各15克。

做法：水煎服。分早晚2次溫服。

主治：風濕痛。

五加皮燉瘦肉

原料：豬瘦肉150～200克，五加皮15克，精鹽適量。

做法：五加皮用清水稍泡、洗淨，豬瘦肉用清水洗淨、切塊；砂鍋內加適量水，放入五加皮和豬瘦肉，再加精鹽煮至豬瘦肉熟爛即可。

主治：滋陰去濕，添精益陽。

骨質疏鬆

骨質疏鬆症是以骨組織顯微結構受損、骨質變薄、骨小梁數量減少、骨脆性增加和骨折危險度升高為主的一種全身骨代謝障礙的疾病。骨質疏鬆症一般分兩大類，即原發性骨質疏鬆症和繼發性骨質疏鬆症。

骨質疏鬆症的症狀主要表現為胸、背、腰、膝等部位疼痛，早期是腰背酸痛或不適，後期可遍佈全身，時輕時重，活動量大或勞累時疼痛加重，但休息後可得到緩解。腰背後伸受限，嚴重者可駝背，身高變矮。易引起骨折、呼吸功能下降等。

中老年人性激素分泌減少是導致骨質疏鬆的重要原因之一，而缺乏運動者也極易得骨質疏鬆症。

威靈仙

性味歸經：性溫，味辛、鹹。歸膀胱經。

形態特徵：為毛茛科多年生纏繞木質藤本威靈仙的乾燥根及根莖。根莖呈柱狀，長1.5～8公分，根莖下著生多數細根，細根圓柱形，表面黑褐色或灰黑色。莖和小枝近無毛或有疏的短柔毛。葉對生，單數羽狀複葉，紙質；小葉片卵形或卵狀披針形，葉邊緣全緣，兩面近無毛或有疏生的短柔毛；葉柄通常捲曲攀緣他物。6～9月開花，花白色，組成圓錐狀聚傘花序生於枝頂或葉腋。8～11月結果，果

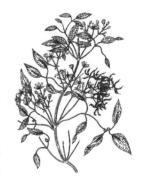

實扁卵形，有毛，果實頂端有伸長的白色羽毛。秋季採根及根莖，鮮用或曬乾用。

良品辨識：根長、色黑、無地上殘基者為良品。

功效主治：祛風濕，通經絡，消骨鯁。用於風濕痹痛、跌打損傷、各種骨鯁咽等。

 ## 威靈仙粥

原料：威靈仙10克，大米100克，白砂糖適量。

做法：威靈仙擇淨，放入鍋中，加適量清水，浸泡5～10分鐘後用水煎，取汁，加大米煮粥，待粥熟時放入白砂糖，再煮一兩沸即可。每日1劑，連續3～5天。

主治：祛風除濕，通絡止痛。

威靈仙煮櫻桃

原料：威靈仙、冰糖各15克，櫻桃250克。

做法：將威靈仙煎取汁液50毫升；櫻桃洗淨，去雜質；冰糖打碎成屑。將藥液、櫻桃放入燉杯內，加水300毫升，置武火上燒沸，再用文火煮25分鐘，加入冰糖屑調勻即成。每日1劑，餐後服食。

主治：祛風濕，通經絡，止疼痛。

杜仲

性味歸經：性溫，味甘。歸肝、腎經。

形態特徵：為杜仲科落葉喬木杜仲的乾燥樹皮。樹高可達20公尺。小枝光滑，黃褐色或較淡，具片狀髓。皮、枝及葉均含膠質。單葉互生；橢圓形或卵形，先端漸尖，基部廣楔形，邊緣有鋸齒，幼葉上面疏被柔毛，下面毛較密，老葉上面光滑，下面葉脈處疏被毛；4～5月開花，花單性，雌雄異株，

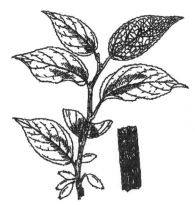

與葉同時開放，或先葉開放，6～9月結果，果實偏平，長橢圓形，長2～3.5公分，周邊有膜質狀翅，內含種子1粒。

良品辨識：皮厚、塊大、去淨粗皮、斷面絲多、內表面暗紫色者為良品。

功效主治：補肝腎，強筋骨，益腎安胎，降血壓。用於腰肌勞損、先兆流產、高血壓病等。

☕ 杜仲酒

原料：杜仲50克，白酒或米酒500毫升。

做法：將杜仲切碎，放入酒中浸泡，封蓋，浸10日後可開封飲用。每日2～3次，每次1～2小杯。

主治：補肝腎，強腰膝。適用於腎虛腰膝酸軟無力者。

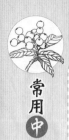

杜仲丸

原料：杜仲（去粗皮，炙微黃，銼）、牛膝（去苗）各45克，遠志0.9克（去心），熟乾地黃、桂心、白茯苓、羌活、枳殼（麩炒微黃，去瓤）各30克，菟絲子（酒浸3日，曬乾，搗為末）60克。

做法：共研為末，煉蜜為丸，如梧桐子大。每日服2～3次，每次30丸，以溫酒送下。

主治：虛勞損，腰腳疼痛，少力

杜仲羊骨粥

原料：羊骨1節，杜仲10克，粳米50克，陳皮6克，草果2枚，薑30克，精鹽少許。

做法：羊骨洗淨，錘破；粳米淘洗乾淨；杜仲打成粉。羊骨、杜仲粉、薑、精鹽、草果、陳皮放入鍋內，加清水適量，用武火燒沸後，轉用文火煮至湯濃，撈出羊骨、草果、陳皮，留湯汁（撇去浮油）；另起鍋，放粳米、羊骨湯（1000毫升），用武火燒沸後，再用文火煮至米爛粥成即可。

主治：健骨強腰。

杜仲荷葉煨豬腎

原料：豬腎1個，杜仲末10克，荷葉1張。

做法：豬腎洗淨，挑去筋膜，切片，放入杜仲末，再用荷葉包裹，煨熟即可。

主治：補益肝腎，強壯筋骨。

第二節 外科疾病

癤

　　癤是單個毛囊及其所屬皮脂腺的急性化膿性感染。通常毛囊和皮脂腺豐富的部位容易生癤，如頸部、頭部、面部、腋下、臀部等部位。初起時，皮膚出現紅腫、疼痛的小硬結，以後逐漸增大，呈圓錐形隆起，疼痛也加重，數日後形成小膿栓，再過數日膿液排出，炎症逐漸消退，癒合後形成瘢痕。多個癤同時或先後發生在身體各部，稱為癤病，常見於糖尿病患者或嚴重營養不良的患者。

　　中醫將癤的發病原因歸為內蘊濕熱、外感熱毒，毒邪阻於肌膚。治療以清熱利濕，涼血解毒為主。癤多發或反覆發作，一般為陰虛血熱，治療應滋陰、清熱、涼血。

菊花

性味歸經：性寒，味甘、苦。歸肺、肝經。

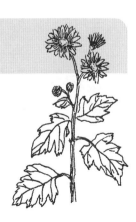

形態特徵：為菊科多年生草本植物菊的乾燥頭狀花序。植株，高60～150公分。莖直立，有縱棱和短柔毛，葉互生，單葉，有短葉柄；基生葉卵形或卵狀三角形，莖生葉卵狀披針形，羽狀淺裂或半裂，裂片頂端圓或鈍，邊緣有粗鋸齒，葉

背面有短柔毛。秋季開花，組成頭狀花序生於枝頂或葉腋，頭狀花序直徑2.5～5公分。藥菊有的直徑達20公分。邊緣的舌狀花多層，舌片白色或其他顏色，中央的管狀花多數，黃色，氣味清香。秋季結果，果實柱狀、無毛。

良品辨識：花朵完整、顏色鮮豔、氣味清香、無雜質者為良品。

功效主治：疏風解毒，清涼散熱，祛痰明目。用於風火頭痛、傷風感冒、咳嗽、喉炎、面疔發腫、皰疹、濕疹、蜂蜇、蛇咬等。

🍵 金銀菊花湯

原料：菊花15克，金銀花、蒲公英、紫花地丁（或犁頭草）各30克。

做法：水煎服。每日1劑，代茶頻飲。

主治：癤腫、癰瘡。

🍵 公英湯

原料：蒲公英30克，野菊花、金銀花各10克，甘草3克。

做法：水煎服。每日1劑，代茶頻飲。

主治：熱癤瘡毒、風火赤眼。

🍵 菊花豆根湯

原料：蒲公英、野菊花、北豆根各90克，白砂糖25克。

做法：將北豆根、野菊花、蒲公英加水適量，煎煮約20分鐘，濾取汁，加白砂糖攪勻即可。分早晚2次溫服。

主治：清熱解毒。

菊花外用方

原料：鮮菊花500克，或乾菊花50克。

做法：鮮菊花搗爛，或乾菊花煎液，外敷患處，每日數次。

主治：膿腫、癰腫。

連翹

性味歸經：性微寒，味苦。歸肺、心、小腸經。

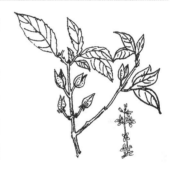

形態特徵：為木樨科落葉灌木植物連翹的乾燥果實，植株高2～4公尺。枝細長，開展或下垂，嫩枝褐色，略呈四稜形，散生灰白色細斑點，節間中空。葉對生，葉片卵形、寬卵形或橢圓狀卵形至橢圓形，兩面均無毛。花期3～4月，花黃色，通常單朵或兩至數朵生於葉腋，花先葉開放；花萼深4裂，邊緣有毛；花冠深4裂，雄蕊2枚。果期7～9月，果實卵球形、卵狀橢圓形或長卵形，先端喙狀漸尖，表面有多數凸起的小斑點，成熟時開裂，內有多粒種子，種子扁平，一側有翅。果實初熟或熟透時採收。

良品辨識：青翹以色綠、不開裂者為良品；老翹以色黃、瓣大、殼厚者為良品。以青翹品質為優。

功效主治：清熱解毒，消腫散結。用於急性扁桃體炎、淋巴結核、尿路感染、急性肝炎、過敏性紫癜、流行性腮腺炎、乳腺炎、感冒、流感、乙型腦炎、癰腫等。

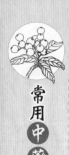

馬齒莧湯

原料：蒲公英、地丁、草河車、金銀花各15克，連翹10克，黃芩8克，赤芍12克，馬齒莧30克，防風6克。

做法：水煎服。分早晚2次溫服。

主治：癰腫。

銀翹膨大海湯

原料：金銀花、連翹各9克，膨大海6枚，冰糖適量。

做法：將金銀花、連翹置於鍋中，用適量清水煮沸；再放入膨大海，加蓋燜30分鐘左右，最後加冰糖適量，趁熱飲用。分早晚2次溫服。

主治：疏風清熱，解毒開音。

熱癤湯

原料：金銀花、蒲公英、紫花地丁、防風、白芷、當歸、赤芍、土茯苓、陳皮各10克，連翹15克，皂刺6克。

做法：水煎服。分早晚2次溫服。

主治：熱癤而致的局部紅腫熱痛，發無定處。

癰

癰是多個相鄰的毛囊及其所屬皮脂腺或汗腺的急性化膿性感染，或由多個癤融合而成。癰的致病菌是金黃色葡萄球菌。多見於中老年男性，特別是糖尿病患者。好發於頸項、背部等皮膚厚韌部位。感染常從一個毛囊開始，由於皮膚厚，感染向皮下組織蔓延，向四周擴散，再向上傳入毛囊群，形成多個膿頭。因此，癰的特點是初起腫塊有多個粟粒樣膿頭，紅腫，疼痛明顯，病變範圍較大，與周圍組織界限不清，破潰後如蜂窩狀，中央部壞死、溶解，形成塌陷。癰易向周圍和深部發展，局部淋巴結常有腫大。癰的局部症狀比癤重，常有全身不適、發熱、畏寒、食欲不振等。唇癰容易引起顱內的海綿狀靜脈竇炎，危險性高。

中醫認為，本病的發病原因為過食肥甘厚味，濕熱火毒內生；或情志不遂，氣鬱化火；或外受濕毒之邪，致氣血運行失常，毒邪凝集於肌膚之內而成。

金銀花

性味歸經：性寒，味甘。歸肺、心、胃經。

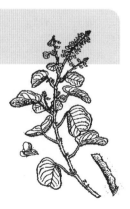

形態特徵：為忍冬科多年生藤本植物忍冬的乾燥花蕾或帶初開的花。小枝紫褐色，有柔毛，葉對生，葉片卵形至長卵形，先端鈍，急尖或漸尖，基部圓形。全緣；嫩葉有短柔毛，下面灰綠色。花成對生於葉腋。初開時白色，後變黃色；

苞片葉狀，寬橢圓形；小苞片近圓形；花萼5裂；花冠稍二唇形，上唇4裂，下唇不裂；雄蕊5枚，花柱略長於花冠。漿果球形，熟時黑色。

良品辨識：花未開放、花蕾肥壯、色澤青綠微白、無枝葉、無熏頭、身乾、有香氣者為良品。

功效主治：清熱解毒，疏風通絡。用於感冒發熱、咽喉炎、細菌性痢疾、腸炎、癰瘡癤腫、濕疹、丹毒、肺結核潮熱、肩周炎、腰腿痛等。

金銀花外用方

原料：野菊花、蒲公英、紫花地丁、金銀花各15克，白酒適量。

做法：將上述藥材放入鍋中，加適量白酒，炒熱後裝入紗布袋，熱熨患處。每次15分鐘，每日3次。

主治：癰腫未破潰者。

金銀公英湯

原料：金銀花、蒲公英各30克，薏苡仁60克，當歸15克，生甘草10克。

做法：水煎。每日1劑，分2次服。

主治：癰腫、潰毒。

茯苓湯

原料：土茯苓30克，金銀花9克。

做法：水煎3次，藥液合併加白糖少許，分數次服。

主治：癰瘡腫毒。

白花蛇舌草

性味歸經：性寒，味微苦、甘。歸胃、大腸、小腸經。

形態特徵：為茜草科一年生草本植物白花蛇舌草的乾燥全草。植株高15～50公分。根圓柱狀，白色。莖圓柱形。葉十字形，對生，無柄；葉片條形至條狀披針形，全緣，上面深綠色，中脈下凹，下面淡綠色，中脈凸起；托葉2片，先端有小齒1～4枚。花從葉腋單生或成對生長；花冠白色，4中裂。蒴果球狀，灰褐色，兩側各有1條縱溝，頂端室背開裂。種子細小，淡棕黃色，具3個稜角。花期7～9月，果期8～10月。

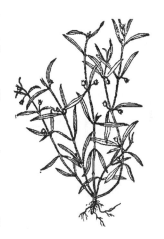

良品辨識：植株完整、帶有花果、乾燥無雜質者為良品。

功效主治：消熱解毒，消癰散結，清利濕熱。用於咽喉腫痛、肺熱咳嗽、肺癰、腸癰、黃疸、瀉痢等。

🍵 蛇草薏苡仁粥

原料：白花蛇舌草80克，菱粉50克，薏苡仁50克。

做法：將白花蛇舌草洗淨後加水1500毫升，大火煮開後改文火煎15分鐘，去渣取汁，加薏苡仁煮至薏苡仁裂開，再加菱粉煮熟即可。分數次溫熱食用。

主治：清熱解毒，健脾利水，利水通淋。有防癌抗癌作用。

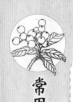

白花蛇舌草燉鴨子

原料：白花蛇舌草50～100克，鴨子1隻，精鹽適量。

做法：將鴨子宰殺洗淨，去內臟，切成塊；白花蛇舌草裝入紗布
袋內，紮緊口，和鴨塊同入鍋中，加水燉熟，加精鹽調味
即可。

主治：滋陰養胃，清熱解毒，利水消腫。適用於惡瘡腫毒、瀉痢
等。

白花蛇舌草湯

原料：鮮白花蛇舌草30～60克。

做法：水燉服，另以鮮草搗爛外敷。

主治：癰腫瘡毒。

銀耳燉白花蛇舌草

原料：銀耳（乾）25克，地榆20克，白花蛇舌草30克，阿膠12
克。

做法：銀耳用溫水泡軟後洗淨，加水適量，隔水蒸熟；將阿膠提前
熔化。鍋內加地榆、白花蛇舌草，煎煮後取汁液；將阿膠
汁和地榆、白花蛇舌草汁調勻，與銀耳混合後同服。

主治：清肺，益氣活血，潤腸。能增強人體免疫力，對肺癌有一
定的療效。

濕疹

　　濕疹是一種由多種內外因素引起過敏反應的急性、亞急性皮膚病。急性濕疹表現為紅斑、丘疹、水皰、膿瘡、伴有奇癢等，並在皮膚上呈彌漫性分佈。

　　慢性濕疹由急性濕疹演變而來，反復發作，長期不癒。皮膚肥厚，表面粗糙。患部皮膚呈暗紅色及有色素沉著，呈苔癬狀分佈。男女老幼皆可發病，無明顯的季節性。冬季較常發生。

苦參

性味歸經：性寒，味苦、辛。歸肝、大腸、膀胱經。

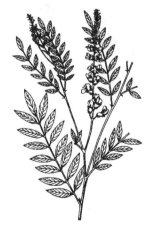

　　形態特徵：為豆科亞灌木植物苦參的乾燥根。根圓柱狀，外皮黃色。莖枝草本狀，綠色，具不規則的縱溝。單數羽狀複葉，互生；下具線形托葉；小葉有短柄，卵狀橢圓形至長橢圓狀披針形，先端圓形或鈍尖，基部圓形或廣楔形，全緣。總狀花序頂生，被短毛；苞片線形；花期5～7月，花淡黃白色；萼鐘狀，稍偏斜；花冠蝶形，旗瓣稍長，先端近圓形；雄蕊10枚，雌蕊1枚，子房上位，花柱纖細，柱頭圓形。果期7～9月，莢果線形，先端具長喙，成熟時不開裂。種子通常3～7枚，黑色，近球形。

良品辨識：整齊、色黃白、味苦者為良品。

功效主治：清熱燥濕，殺蟲止癢，利尿消腫。用於細菌性痢疾、濕疹、疥癬、急性傳染性肝炎、滴蟲性陰道炎等。

苦參黃柏外用方

原料：苦參、黃柏、白礬各15克。

做法：加水煎湯，外洗患處，每日3次。1周為1個療程。

主治：濕疹。

苦參麻油外用方

原料：苦參100克，麻油500毫升。

做法：取上藥，置於麻油500毫升內，浸泡1天後，用文火炸乾枯，去渣過濾，裝瓶備用。用時外擦患處，每天3次，10天為1個療程。

主治：肛門濕疹。

濕疹洗浴方

原料：土茯苓、地膚子、苦參各30克，白礬6克，馬齒莧60克，蛇床子15克。

做法：煎液，濃度為15%～30%，每日洗浴2次，每次20分鐘。以2周為1個療程。

主治：小兒濕疹。

苦參茵陳外用方

原料：茵陳30克，石菖蒲15克，苦參、千里光各20克。

做法：煎水，洗患處。每日洗2次。

主治：濕疹。

蒼耳子

性味歸經：性溫，味辛、苦。有小毒。歸肺經。

形態特徵：為菊科一年生草本植物蒼耳的乾燥果實。植株高20～90公分。根紡錘狀。莖直立，被灰白色粗糙伏毛。葉互生，有長柄，葉片三角狀卵形，基出三脈，上面綠色，下面蒼白色，被粗糙短白伏毛。頭狀花序近於無柄，聚生，單性同株；雄花序球形，總苞片小，1列，雄蕊5枚；雌花序卵形，總苞片2～3列，小花2朵，無花冠，子房在總苞內，花柱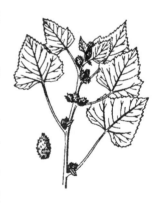線形，突出在總苞外。成熟的具瘦果的總苞變堅硬，綠色、淡黃色或紅褐色，外面疏生具鉤的總苞刺；瘦果2枚，倒卵形，瘦果內含1顆種子。花期7～8月，果期9～10月。

良品辨識：粒大飽滿、色黃綠者為良品。

功效主治：散風除濕，通竅止痛。用於頭痛、風濕痹痛、皮膚濕疹、瘙癢。

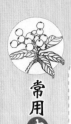
苦參蒼耳子外用方

原料：苦參、地膚子、蛇床子、蒼耳子、樸硝各20克。

做法：將以上5味藥煎水，溫熱浴。

主治：濕疹。

五子方

原料：蛇床子、地膚子、蒼耳子、大風子、黃藥子各15克。

做法：上藥煎水，洗患處。每日1次。

主治：濕疹。

濕疹外洗方

原料：生大黃、川連、黃柏、苦參、蒼耳子各10克。

做法：將上藥水煎後濾液熏洗患處，每日3次。1周為1個療程。

主治：濕疹。

燒燙傷

　　燒燙傷亦稱灼傷，是指高溫（包括火焰、蒸汽、熱水等）、強酸、強鹼、電流、某些毒劑、射線等作用於人體，導致皮膚損傷。可深在肌肉、骨骼。嚴重的合併休克、感染等全身變化。按損傷深淺分為三度。Ⅰ度燒傷主要表現為皮膚紅腫、疼痛，Ⅱ、Ⅲ度燒傷主要表現為皮膚焦黑、乾痂似皮革，無疼痛感和水皰。Ⅱ、Ⅲ度燒傷常常產生感染、脫水、休克、血壓下降的表現。

紫草

性味歸經：性寒，味甘、鹹。歸心、肝經。

形態特徵：為紫草科多年生草本植物紫草的乾燥根。植株高30～90公分，全株密生硬粗毛。根肥厚粗壯，圓柱形，長7～14公分，直徑1～2公分，外皮紫紅色，表面粗糙。莖直立，有糙伏毛和開展的糙毛。葉互生，葉片披針形或長圓狀披針形，先端尖，基部狹，全緣，兩面有短糙伏毛。7～8月開花，花小，白色，排成鐮狀聚傘花序，生於莖枝上部，花萼5深裂；花冠裂片寬卵形；雄蕊5枚。9～10月結果，果實卵形，長約0.4公分，灰白色，光滑。

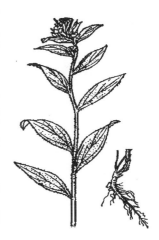

良品辨識：體稍軟、表面色紅、斷面紫紅、黃色木心小者（老條紫草）為良品。

功效主治：解毒透疹。用於血熱毒盛、麻疹不透、瘡瘍、濕疹、水火燙傷等。

🍵 紫柏外用方

原料：紫草30克，黃柏15克，芝麻油500毫升，冰片3克。

做法：先將紫草、黃柏搗碎，放入芝麻油中熬後去渣，待涼後加入冰片，用時塗患處或用紗布條敷患處。

主治：水火燙傷、濕疹。

🍵 紫草外用藥

原料：紫草適量。

做法：煎汁塗，或用植物油溶解為軟膏外用。

主治：火燙傷、濕疹。

🍵 敗醬紫草煎

原料：敗醬草45克，紫草根15克，紅糖適量。

做法：將上述兩味中藥放入水中煎煮，加入適量紅糖服用。分早晚2次溫服。

主治：清熱解毒，利濕。

虎杖

性味歸經：性寒，味甘、鹹。歸心、肝經。

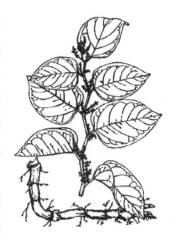

形態特徵：為蓼科多年生灌木狀草本植物虎杖的根莖。植株高約1公尺，全體無毛。根狀莖橫生於地下，表面暗黃色。莖中空，直立，分枝，表面散生多數紫紅色斑點。單葉互生，闊卵形，先端短尖，基部闊楔形或圓形，葉脈兩面均明顯，葉緣具極小的鋸齒，莖節上具膜質的托葉鞘，抱莖。6～8月開兩性花，為頂生或腋生的圓錐花序，花小，白色。8～11月結果，果實三角形，黑褐色，光亮，包於花被內，花被在果熟時增大，有翅。

良品辨識：條粗長、質地實、粉性大者為良品。

功效主治：祛風利濕，散瘀定痛。用於傳染性肝炎、肺炎、燙傷、惡瘡等。

🍵 虎杖膏

原料：虎杖250克，雞蛋清適量或10％中性甘油適量。

做法：虎杖，加水1000毫升，煎沸半小時，過濾濃縮，冷後加雞蛋清或10％中性甘油適量，外塗患處，每日2～3次，用藥前先清淨創面。

主治：燙火傷。

虎杖茶

原料：虎杖500克（或虎杖粉40克），茶葉25克。

做法：虎杖加水500毫升煎至300毫升，或取虎杖粉加濃茶葉水（茶葉加水500毫升，煎至300～400毫升），調勻滅菌備用。用棉簽蘸虎杖液均勻塗擦於燒傷創面，每日數次，以創面不乾裂為度。虎杖液亦可內服，每次100毫升，每日2次。

主治：燒傷。

虎杖黃柏噴液

原料：虎杖、黃柏各15克，地榆、榆樹皮內層各20克。

做法：將上述藥材粉碎混勻，按每克藥粉加入95%酒精2毫升的比例浸泡1周，加壓過濾後再加入等量95%酒精，1周後同樣過濾，混勻後裝入滅菌瓶內。清創後用醫用噴霧器將藥液噴灑在創面，每天噴3～9次。

主治：涼血止血，解毒斂瘡。主治燒燙傷。

虎杖地榆散

原料：虎杖20克，生地榆、黃柏各30克。

做法：將上藥洗淨焙乾研末，過篩裝瓶備用。將燙傷起的水皰剪破放液後，塗紅藥水，之後撒虎杖地榆散。之後每天撒2～3次，滲出液多的部位要多撒些藥粉。如果撒藥局部創面化膿，用1：1500的高錳酸鉀溶液洗去藥粉，重新撒藥粉。

主治：燒傷。

破傷風

破傷風是一種由破傷風桿菌經傷口侵入人體而引起的急性特異性感染疾病。本病是風毒自創口而入，襲於肌腠筋脈，內傳臟腑，筋脈拘攣，產生大量外毒素而作用於中樞神經系統。其病發前一般表現為乏力、多汗、頭痛、嚼肌酸脹、煩躁，或傷口有緊張感覺，多是由頭面開始，擴展到身體和四肢，臨床表現為牙關緊閉，語言不清，張口困難，頸項僵直，面呈苦笑，角弓反張，屈肘、半握拳、屈膝等。如有異物刺激，皆能引起全身性、陣發性肌肉痙攣和抽搐，以致營衛失和肌腠經脈，筋脈肌肉痙攣，有的還會出現發熱、頭痛、畏寒等症狀。嚴重者可因身體衰竭、窒息或併發肺炎而危及生命。

防風

性味歸經： 性寒，味甘、鹹。歸心、肝經。

形態特徵： 為傘形科多年生草本植物防風的乾燥根。植株高30～80公分。根粗壯，細長圓柱形或圓錐形，直徑0.5～2公分，表面淡黃棕色，根頭處有纖維狀葉殘基和明顯密集的環紋。莖單生，無毛，自基部分枝較多，有扁長的葉柄，基部有寬葉鞘。葉互生，長1.5～3公分，寬0.2～0.7公分，邊緣全緣，兩面均無毛；莖生葉

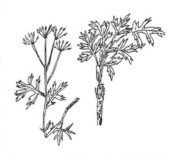

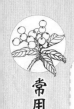

與基生葉相似，但較小。8～9月開花，花白色，排成複傘形花序多數，生於枝頂；花瓣5片，無毛，先端有內折小舌片；雄蕊5枚。9～10月結果，果實狹圓形或橢圓形，嫩時有疣狀突起，成熟時漸平滑。

良品辨識：條粗壯、皮細而緊、無毛頭、斷面有棕色環、中心色淡黃者為良品。

功效主治：祛風解表，勝濕止痛，祛風止痙。用於傷風感冒、風濕性關節炎、蕁麻疹、破傷風等。

白花蛇祛濕酒

原料：白花蛇200克，防風50克，江米酒1000克，羌活、當歸、天麻、秦艽、五加皮各100克，箬葉適量。

做法：將白花蛇去頭，以部分江米酒洗，潤透，去皮、骨、刺，取肉200克。將以上各藥銼碎，以生絹袋盛之，入酒罈內，懸起安置，入江米酒醅五壺浸袋，以箬葉密封安罈於大鍋內，水煮1次，取起，埋陰涼地下7天後取出，每日飲1～2杯，將渣曬乾碾末，酒糊丸如梧子大，每日50丸，用煮酒吞下。

主治：活血化瘀，舒筋活絡。

僵防湯

原料：鉤藤、蜈蚣、防風各3克，白附片、全蠍各2克，白僵蠶5克。

做法：水煎服。每日1劑。同時注射破傷風抗毒素。

主治：新生兒破傷風。

玉真散

原料：防風、南星、白芷、天麻、羌活、白附子各等份。

做法：共研為末，每服6〜9克，每日2〜3次，黃酒送服。

主治：破傷風。

蟬蛻

性味歸經：性寒，味甘。歸肺、肝經。

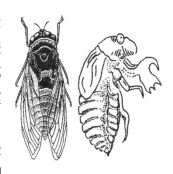

形態特徵：為蟬科昆蟲蟬羽化時的蛻殼。雌雄蟲同形，體黑色，有光澤；雄蟲體較長，長4.4〜4.8公分，雌蟲體稍短；頭部寬；複眼2個，淡黃褐色，單眼3個，位於複眼中央，排列呈三角形；觸角1對，短小；翅2對，膜質透明，翅脈明顯，前翅大，後翅小，翅基部黑褐色；雄蟲有鳴器，雌蟲則無；足3對，腿節上的條紋、脛節基部及端部均黑色；腹部各節黑色。羽化時脫落的皮殼（蟬蛻）外形似蟬而中空，橢圓形而彎曲，長約3公分，寬約2公分，表面棕黃色，半透明；腹部有足3對，有黃棕色細毛。成蟲多棲息在平原或山區的闊葉樹上，盛夏時雄蟬長鳴不休，交尾後即死去，雌蟬在樹皮下產卵。蟬羽化時爬至樹幹上，蛻殼留在樹枝上。

良品辨識：色紅黃、體輕、完整、無泥沙者為良品。

功效主治：疏散風熱，透疹止癢，止痙。用於風熱頭痛、皮膚瘙癢、目赤翳障、麻疹初起、破傷風等。

蟬蛻糊

原料：蟬蛻適量。

做法：去頭足，焙乾後研成細末。成人每天2次，每次45～60克，用黃酒90～120毫升調成稀糊狀，口服或經胃管注入。新生兒用5～6克，黃酒10～15毫升，入稀粥內調成稀糊狀，做1次或數次餵之。兒童用量按年齡增減。在整個治療過程中，蟬蛻末用量隨痙攣症狀緩解而遞減。

主治：破傷風。

 ## 追風散

原料：蔥汁、蟬蛻各適量。

做法：將蟬蛻研為末，加蔥汁調勻，塗於破處，流出惡水，立效。

主治：破傷風。

跌打損傷

　　跌打損傷包括刀槍、跌僕、毆打、閃挫、刺傷、擦傷、運動損傷等，傷處多有疼痛、腫脹、出血或骨折、脫臼等，也包括一些內臟損傷。主要以軟組織損傷為主，跌打損傷的程度各有不同。有皮膚損傷伴有局部腫痛，甚至青紫，有的發生扭傷、出血或瘀血。

三七

性味歸經： 性溫，味甘、微苦。歸肝、胃經。

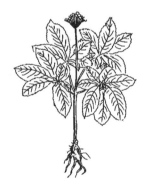

形態特徵： 為五加科多年生草本植物三七的乾燥根。莖高30～60公分。主根粗壯肉質，倒圓錐形或短圓柱形，外皮黃綠色或黃棕色，有數條支根，頂端有短的根莖，根莖橫生。莖直立，圓柱形，無毛。葉輪生，小葉3～7片；小葉片橢圓形或長圓狀倒卵形，6～8月開花，花黃白色。8～10月結果，果實腎形，長約0.9公分，成熟時紅色。種子球形，種皮白色。

良品辨識： 根粗壯、顆粒大而圓、體重、質堅、表面光滑、斷面灰綠色或黃綠色、味苦回甜濃厚者為良品。

功效主治： 散瘀止血，消腫鎮痛。用於冠心病、心絞痛、高脂血症、上消化道出血、顱腦外傷、跌打瘀痛、外傷出血等。

三七外用方

原料：三七、血竭等量。

做法：共研末，外用。

主治：出血或瘀血。

三七散

原料：三七3～6克。

做法：磨甜酒內服或研末內服。

主治：跌打損傷。

三七冬青散

原料：三七6克，毛冬青根皮30克。

做法：共研為細末，開水送服。

主治：跌打損傷。

三七蒸白鴨

原料：三七15克，白鴨1隻，料酒15克，薑5克，蔥10克，胡椒粉
、精鹽各3克。

做法：將三七潤透，切片；白鴨宰殺後去毛、內臟及爪；薑切
片，蔥切段。將三七、白鴨肉、料酒、薑、蔥、胡椒粉、
精鹽同放蒸盤內，置武火大氣蒸籠內蒸35分鐘即成。

主治：活血化瘀，止痛。

蘇木

性味歸經：性平，味甘、鹹。歸心、肝、脾經。

形態特徵：為豆科常綠小喬木，蘇木的心材。樹高5～10公尺。樹幹有小刺，小枝灰綠色，具圓形凸出的皮孔，新枝被微柔毛。葉為2回雙數羽狀複葉，全長30公分或更長；圓錐花序，頂生，寬大多花，與葉等長，被短柔毛；花黃色，花瓣5片，其中4片圓形，等大，最下面1片較小，上部長方倒卵形，基部約1/2處縮窄成爪狀；雄蕊10枚，花絲下部被棉狀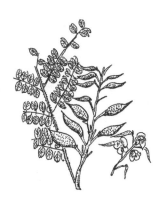毛；子房1室。莢果長圓形，偏斜，扁平，厚革質，無刺，無剛毛，頂端一側有尖喙，成熟後暗紅色，具短茸毛，不開裂，含種子4～5顆。花期5～6月，果期9～10月。

良品辨識：粗大、質堅而重、色黃紅者為良品。

功效主治：行血祛瘀，消腫止痛。用於跌打損傷、瘀腫疼痛、血滯經閉、產後瘀痛。

蘇木酒

原料：蘇木（捶令爛碎）60克，酒2升。

做法：用酒2升，煎取1升，分3次服，空腹服用，午時1次、夜臥前1次。

主治：跌打損傷，因瘡中風。

八厘散

原料：蘇木15克，麝香0.03克，制番木鱉3克，自然銅、乳香、
沒藥、血竭各9克，紅花6克，丁香1.5克。

做法：共研為細末。每服3克，日服2次，溫酒調服。

主治：跌打損傷，瘀滯疼痛。

蘇木酒

原料：蘇木70克。

做法：研細末，用水、酒各500毫升，煎取500毫升，分3份，早
、午、晚空腹飲用。

主治：活血通經，祛瘀止痛。

骨折

　　由於外力的作用而破壞了骨的完整性或連續性，稱為骨折。中醫稱為「骨傷」。表現為傷處嚴重腫脹、有劇痛、畸形出現，傷肢功能障礙，有假關節出現，局部壓痛，有明顯的骨擦音。X光攝片，可觀察到骨折錯位情況。

骨碎補

性味歸經：性溫，味苦。歸肝、腎經。

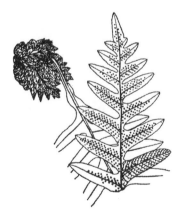

　　形態特徵：為水龍骨科多年生草本植物槲蕨的乾燥根莖。植株高25～40公分。根莖粗壯肉質，橫走，密生鑽狀披針形鱗片。葉有2種形狀：不生孢子囊的葉無柄，卵圓形，枯黃色、紅棕色或灰褐色，邊緣淺裂，網狀葉脈明顯，在根莖上彼此複瓦狀重疊；生孢子囊群的葉有短柄，長橢圓形，兩面無毛，羽狀深裂，裂片7～13對，披針形，邊緣有不明顯的缺刻，網狀葉脈明顯，孢子囊群圓形，沿裂片中脈兩側著生，2～4行，無囊群蓋。

　　良品辨識：質硬、易斷，斷面平坦、紅棕色，氣微弱、味微澀，有黃色點狀維管束者為良品。

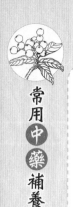

功效主治：補腎壯體，續傷止痛，祛瘀活血。用於腎虛牙齒鬆動、牙痛、牙齦出血、跌打骨折、腰肌勞損、遺精、牙周病、脫髮等。

骨碎補酒

原料：骨碎補50克，土鱉蟲5克，酒適量。

做法：水煎去渣，加酒少許，分2次服，每日1劑，連服5～7天。

主治：骨折。

骨碎補散劑

原料：骨碎補、紅花各30克，當歸、續斷、土鱉蟲、自然銅各24克，血竭、乳香、沒藥各6克。

做法：曬乾研末，製成散劑。患者入院後前3日先予複元活血湯3劑內服，然後開始服上述散劑，每次服1.5克，每日3次，直至骨折癒合。

主治：骨折。

骨碎補粳米粥

原料：粳米100克，骨碎補12克，乾薑、附子各10克。

做法：將骨碎補、附子、乾薑3味藥水煎約30分鐘，去渣留汁備用；粳米淘洗乾淨後，放入藥汁中，再加適量清水煮至粥成即可。

主治：溫陽益氣。適合中老年性關節炎患者食用，症見關節疼痛、屈伸不利、天氣變化加重、晝輕夜重、遇寒痛增等。骨碎補忌羊肉、羊血、芸薹菜。

續斷

性味歸經：性微溫，味苦、辛。歸肝、腎經。

形態特徵：為川續斷科多年生草本植物川續斷的乾燥根。植株高60～130公分。根圓柱形，表面黃褐色。莖直立，中空，有6～8條縱稜，稜上疏生下彎粗短硬刺和細柔毛。基生葉叢生，葉片琴狀羽裂，頂端裂片大，卵形，兩側裂片3～4對，葉面密生白色刺毛或乳頭狀刺毛，葉背沿葉脈密生刺毛；莖生葉在莖之中下部為羽狀深裂，中裂片披針形，邊緣有粗鋸齒，上部葉披針形，不裂或基部3裂。7～9月開花，花白色或淡黃色，組成頭狀花序球形，生於枝頂，基部有葉狀總苞片；花萼4裂；花冠管長0.9～1.1公分，基部狹縮成細管，頂端4裂；雄蕊4枚。9～11月結果，果實倒卵柱狀，包藏在小總苞內。

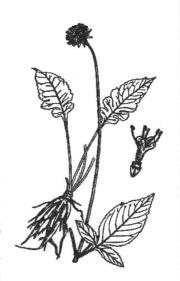

良品辨識：長圓柱形，表面灰褐或黃褐色，有扭曲溝紋，質硬而脆，內色灰綠者為良品。

功效主治：補肝腎，強筋骨，續折傷，利關節，安胎，止崩漏。用於腰肌勞損、坐骨神經痛、習慣性流產、跌打損傷、筋斷骨折、肝腎不足等。

壯筋健骨湯

原料：熟地15克，杜仲、續斷、金毛狗脊各12克，當歸、青皮各10克。

做法：水煎服。分早晚2次溫服。

主治：骨折。

續斷酒

原料：續斷30克，自然銅60克，白酒500克。

做法：浸泡7日後飲用。每日早晚各飲1次，每次飲10～30毫升。

主治：跌打損傷，閃扭骨折。

續斷杜仲煲豬尾

原料：豬尾400克，杜仲30克，續斷25克，精鹽2克。

做法：續斷、杜仲洗淨，裝入紗布袋內，紮緊袋口；豬尾去毛洗淨，和藥袋一同放入砂鍋中，倒入適量清水；開大火煮沸後轉成小火繼續煎熬40分鐘，至豬尾熟爛，最後調入精鹽調味。

主治：補益肝腎，壯骨填髓。用治肝腎虧虛、腰背酸痛、陽痿、遺精、陳舊性腰部損傷、腰腿痛。

急性闌尾炎

闌尾是人體殘餘器官，呈圓管形，長5～7公分，直徑約0.5公分。急性闌尾炎是外科急腹症中最常見的一種疾病，屬於「腸癰」範疇。本病若能早期診斷，早期治療，可在短期內恢復健康。但若不加以重視，拖延治療或處理不當，仍可危及生命，或出現嚴重併發症，故不能輕忽。

腹痛是該病最常見且最顯著的症狀。典型的急性闌尾炎開始表現為上腹部或臍周疼痛，個別患者可全腹痛，或持續性鈍痛或脹痛，或局部持續性劇痛或反跳痛；伴有噁心、嘔吐、食欲不振、腹脹、腹瀉、便秘、發熱、口渴、尿黃、舌質紅、苔黃膩、脈洪數等；白血球計數增高。

敗醬草

性味歸經：性平，味苦。歸肝、胃、大腸經。

形態特徵：為敗醬科多年生草本植物黃花敗醬、白花敗醬的乾燥全草。根莖粗壯，鬚根較粗，有特殊臭氣。莖直立，節間長。基生葉叢生，有長柄，葉片長卵形，先端尖，邊緣有粗齒；莖生葉對生，幾無柄，葉片羽狀全裂或深裂，裂片3～11片，頂裂片較大，兩側裂片披針形或條形，葉緣有粗鋸齒，兩面有粗毛。

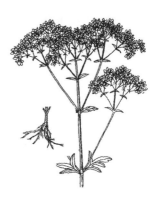

聚傘圓錐花序，頂生，花萼小；花冠筒狀，先端5裂；雄蕊4枚；子房下位。瘦果橢圓形，有3稜。

良品辨識：乾燥、葉多、氣濃、無泥沙雜草者為良品。

功效主治：清熱解毒，排膿破瘀。用於腸癰、下痢、帶下、目赤腫痛等。

薏苡附子敗醬散

原料：敗醬草10克，制附子6克，薏苡仁15克。

做法：水煎服。分早晚2次溫服。

主治：闌尾炎膿已成，身無熱者。

敗醬鬼針湯

原料：敗醬草、鬼針草各30克。

做法：用水3碗，煎成1碗，頻服，每日1劑，重症者每日2劑。

主治：急性闌尾炎。

敗醬粥

原料：敗醬草10克，粳米100克。

做法：常法煮粥，可按口味增加調料。

主治：清熱解毒。

半枝蓮

性味歸經：性寒，味辛、苦。歸肺、肝、腎經。

形態特徵：為唇形科多年生草本植物半枝蓮的乾燥全草。植株高30公分左右。方莖，下部匍匐生根，上部直立。葉對生，卵狀橢圓形至線狀披針形，有波狀鈍齒，大小不一。花單生於葉腋。青紫色，外面有密柔毛。果實卵圓形。5～10月開花，6～10月結果。

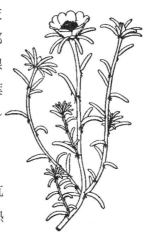

良品辨識：色綠、味苦者為良品。

功效主治：清熱解毒，利水消腫，散結抗癌。用於毒蛇咬傷、癰腫疔瘡、咽痛喉痹、濕熱黃疸、瀉痢、風濕痹痛、濕疹足癬、跌打損傷、水腫腹水、各種癌症。

🍵 槐花地榆生地湯

原料：地榆、槐花、鮮生地各30克，半枝蓮15克，甘草3克，連根蔥20根。

做法：水煎，分3次服，每日1劑。

主治：急性闌尾炎。

半枝蓮湯

原料：半枝蓮30克。

做法：水煎服。分早晚2次溫服。

主治：肝炎、闌尾炎、食管癌、胃癌、咽喉腫痛。

半枝大棗飲

原料：半枝蓮10克，大棗5枚。

做法：水煎，代茶飲。

主治：清熱解毒。

急性乳腺炎

急性乳腺炎是由細菌感染引起的乳腺組織急性化膿性病變。多見於哺乳期和初產後3～4周的婦女。由致病菌金黃色葡萄球菌、白色葡萄球菌和大腸桿菌引起。病初僅表現為乳房部紅腫熱痛。如處理不及時，可形成膿腫、潰破或瘻管，常伴有皮膚灼熱，畏寒發熱，患乳有硬結，觸痛明顯，同側腋窩淋巴結腫大等症狀。中醫學謂之乳癰、吹乳。主要由於情緒不暢，肝氣不舒，導致經絡阻塞，氣血瘀滯而發病。

蒲公英

性味歸經：性寒，味苦、甘。歸肝、胃經。

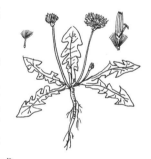

形態特徵：為菊科多年生草本植物蒲公英的乾燥全草。含白色乳汁。根深，表面棕黃色。葉簇生，有深淺不一的羽狀分裂或不裂，葉柄帶紅紫色。花莖從葉間抽出，細長，中空，上產有毛，頂生一黃色（有時有淡紅色條紋的）頭狀花。果小，褐色，頂端有白色長毛，形似降落傘，隨風飄揚。幾乎常年開花，以2～5月為最盛。

良品辨識：身乾、葉多、色灰綠、根完整、花黃、無雜質者為良品。

功效主治：清熱解毒，消癰散結，利濕通淋。用於外癰、黃疸、目赤腫痛等。

蒲公英銀花湯

原料：蒲公英、金銀花、甘草各15克，連翹9克。

做法：水煎服。分早晚2次溫服。

主治：急性乳腺炎。

蒲公英粥

原料：蒲公英30克，粳米100克。

做法：材料洗淨入鍋，按常法煮粥即可。

主治：清熱解毒，消腫散結。

蒲公英桔梗湯

原料：蒲公英60克，桔梗10克，白砂糖少許。

做法：將上述原料一起煎成湯。分早晚2次溫服。

主治：對癭有一定療效。

赤芍

性味歸經：性微寒，味苦。歸肝經。

形態特徵：為毛茛科多年生草本植物芍藥或川赤芍的乾燥根。根圓柱狀或略呈紡錘狀，粗肥。莖直立，無毛。莖下部葉為2回3出複葉，小葉窄卵形、披針形或橢圓形。花大，頂生並腋生；花瓣粉紅色或白色；雄蕊多數。花期5～7月，果期6～8月。

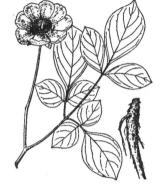

良品辨識：條粗長、斷面粉白色、粉性大者為良品。

功效主治：清熱涼血，散瘀止痛。用於血小板減少性紫癜、冠心病、跌打瘀痛、腦震盪後遺症、月經不調等。

🍵 赤芍甘草湯

原料：生赤芍150克，生甘草100克。

做法：將生赤芍和生甘草洗淨後放入鍋中，加水500毫升，煎取150毫升，為頭煎；再以同樣的方法煎取第二煎，隔2～3小時服下，每天1劑。

主治：急性乳腺炎。

乳癰排膿湯

原料：黃芪、紫花地丁各30克，赤芍15克，炮山甲、皂刺各12克，當歸、乳香、沒藥各10克。

做法：水煎服。分早晚2次溫服。

主治：急性乳腺炎膿腫已成。

八珍母雞湯

原料：母雞1500克，當歸、黨參各15克，川芎、白朮（炒）、赤芍藥、香附、烏藥、大蔥、薑各10克，甘草（炙）5克，精鹽8克，料酒15克，味精2克。

做法：1.將母雞宰殺，去毛、去內臟、去血洗淨，放入沸水鍋內燙3分鐘，撈出瀝水，切成大塊。

2.當歸、西黨參、川芎、炒白朮、赤芍藥、香附、烏藥、炙甘草洗淨，用乾淨紗布袋裝好，紮口備用；薑切片，蔥切段，備用。

3.藥袋、雞塊、生薑片、蔥段、料酒、精鹽放入砂鍋內，倒入適量清水，用旺火煮沸，撇去浮沫，轉小火煨至雞肉爛，放入味精即成。

主治：補氣養血。適合氣血兩虧、身體羸瘦之人食用。

脫肛

　　脫肛是指肛管和直腸的黏膜層及整個直腸壁脫落墜出，向遠端移位，脫出肛外的一種疾病。本病多見於老人、小孩、久病體虛者和多產後婦女。西醫稱脫肛為直腸脫垂。脫肛發病原因與人體氣血虛弱、機體的新陳代謝功能減弱、自身免疫力降低、疲勞、酒色過度等因素有關。

　　發病之初，患者可有肛門發癢、紅腫、墜脹等表現。排便後脫出的黏膜尚能夠自動收縮。但隨著病情加重，患者可能出現大便膿血、脫肛不收。此時需要用手將直腸托回肛門，甚至嚴重的咳嗽、打噴嚏均可引起直腸再次脫出。脫出的黏膜、腸壁如不能及時收縮，時日一久就可引起肛門發炎、紅腫、糜爛、潰瘍，直到最後絞窄壞死。因此在病變中，若脫出部分摩擦破損、感受邪毒、釀濕生熱，出現濕熱之證，治療當清利濕熱。

升麻

性味歸經：性微寒，味辛、微甘。歸肺、脾、胃、大腸經。

　　形態特徵：為毛茛科多年生草本植物升麻的乾燥根莖。植株高1～2公尺。根莖為不規則塊狀，多分枝，呈結節狀，有洞狀莖痕，表面黑褐色，直徑2～4公分，鬚根多而細。莖直立，有疏柔毛。葉互生，基生葉和下部莖生葉為2～3回羽狀複葉；小葉片長卵形或披針形，最下面1對小葉常裂成3小葉，邊緣有粗鋸

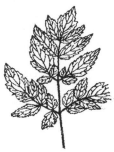

齒，葉面綠色，葉背灰綠色，兩面均有短柔毛。7～8月開花，花小，黃白色，排成圓錐花序，長達45公分，生於枝頂；9月結果，果實密生短柔毛，長圓形略扁。

良品辨識：個大、外皮綠黑色、無細根、斷面深綠色者為良品。

功效主治：發表透疹，清熱解毒，升陽舉陷。用於麻疹不透、急性咽喉炎、牙周炎、子宮脫垂、胃下垂、脫肛等。

升麻葛根湯

原料：升麻、赤芍各6克，葛根9克，甘草4.5克。

做法：水煎服。分早晚2次溫服。

主治：麻疹不透、中氣下陷、脫肛。

黨參升麻小米粥

原料：黨參30克，升麻10克，小米50克。

做法：水煎黨參、升麻，去渣取汁；小米洗淨，瀝乾，放入藥汁中煮為稠粥。每日2次，空腹食用。

主治：升提中氣。

升麻黨參湯

原料：黨參30克，升麻10克，甘草6克。

做法：水煎服；另取芒硝30克，甘草10克，加水2000～3000毫升，加熱至沸5分鐘，待溫坐浴洗肛部，早晚各洗1次。

主治：脫肛。

升麻黃芪湯

原料：升麻3克，黃芪20克，知母10克，柴胡、橘梗各5克。

做法：水煎服。分早晚2次溫服。

主治：子宮下垂、胃下垂、久瀉脫肛。

黨參黃芪湯

原料：柴胡6克，黨參12克，黃芪15克，升麻5克。

做法：水煎服。分早晚2次溫服。

主治：子宮下垂、脫肛。

木賊

性味歸經：性平，味甘、苦。歸肺經。

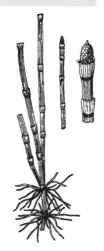

形態特徵：為木賊科多年生草本植物木賊的乾燥地上部分。根狀莖橫走。莖多分枝，呈輪狀，節明顯，節間中空，表面有縱稜。葉退化，輪生，下部連成筒狀鞘。孢子囊穗長圓形，頂生，黃褐色；孢子葉帽六角形，盾狀著生，排列緊密，下生5～6個長柱形孢子。

良品辨識：莖粗長、色綠、質厚、不脫節者為佳。

功效主治：疏風散熱，解肌，退翳。用於目生雲翳、迎風流淚、腸風下血、血痢、脫肛、瘧疾、喉痛、癰腫。

木賊蟬衣茶

原料：木賊15克，蟬衣10克。

做法：煎湯取汁，代茶飲，每日1劑。

主治：可退翳明目。

木賊外用方

原料：木賊適量。

做法：燒存性，為末，敷在肛門上，按之。

主治：脫肛之歷年不癒。

痔瘡

　　痔瘡分為內痔、外痔，及內、外痔兼有的混合痔。區分方法以肛管齒狀線而定：齒狀線以上的稱為內痔，容易出血或伴有脫肛；齒狀線以下的稱為外痔，容易感到疼痛，有發炎或細菌感染，易造成膿腫。痔瘡症狀包括肛門瘙癢、大便疼痛、解便帶血、解便時痔瘡脫垂等。

　　在患痔過程中，皆因大便燥結擦破痔核，或用力排便，或負重屏氣使血液壅注肛門，引起便血或血栓。痔核經常出血，血液日漸虧損可導致血虛。如因痔核黏膜破損感染濕熱毒邪，則局部可發生腫痛。痔核日漸增大堵塞肛門，在排便時可脫於肛門外。患痔日久者，因年老體弱、肛門鬆弛、氣虛不能升提，痔核尤易脫出，且不易自行回復。

槐花

性味歸經：性微寒，味辛、微甘。歸肺、脾、胃、大腸經。

　形態特徵：為豆科落葉喬木槐樹的花蕾。槐樹樹皮粗糙縱裂，內皮鮮黃色，有臭氣；幼枝綠色，皮孔明顯。羽狀複葉互生，長達25公分，葉柄基部膨大；小葉7～17片，卵狀長圓形或卵狀披針形，表面深綠色，無毛，背面蒼白色，貼生短細毛，主脈於下面顯著隆起。花蝶形，黃白色。莢果（槐角）長而有節，呈連珠狀，綠色，

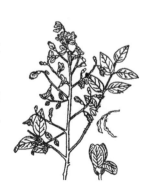

無毛，肉質，不開裂。種子腎形。

良品辨識：個大、緊縮、色黃綠者為良品。

功效主治：涼血止血，清肝瀉火。用於高血壓、頭暈目赤、大便出血、子宮出血、痔瘡腫痛、出血性紫癜等。

槐花涼拌蓮藕

原料：槐花6克，地榆4.5克，生甘草3克，蓮藕1節，蒜末2匙，香菜1株，醬油、醋、糖、芝麻油各適量。

做法：將藥材洗淨，用3碗水煮成1碗藥汁；香菜洗淨，摘成小葉備用；蓮藕洗淨、去皮、切薄片，入滾水煮熟，撈起瀝乾水分。把所有調味料、藥汁、蒜末、香菜和蓮藕混合拌勻即可。

主治：清熱涼血，止血。

雙花絲瓜豬肚湯

原料：槐花、金銀花各6克，絲瓜250克，豬肚200克，薑絲、精鹽各適量。

做法：將藥材放入藥袋；絲瓜削皮，切片；豬肚洗淨，去黏質後切片。將藥袋、豬肚、薑絲放入鍋中，再倒入適量水以中火燉煮30分鐘，放入絲瓜繼續煮10分鐘後，加精鹽調味即可。

主治：清熱解毒，涼血消腫。

地榆

性味歸經：性微寒，味苦、酸。歸肝、胃、大腸經。

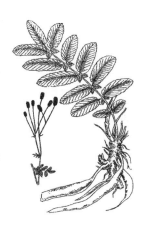

形態特徵：為薔薇科多年生草本植物地榆的根。植株高60～200公分。根紡錘形或細長圓錐形，暗棕色或紅棕色。莖直立，上部分枝，時帶紫色。單數羽狀複葉，基生葉比莖生葉大，有長柄；莖生葉互生，幾乎無柄；小葉6～20片，橢圓形至長圓形。夏季莖頂開暗紫紅色小花，密集成頂生的圓柱狀穗狀花序。瘦果橢圓形，棕色。秋、冬、早春採根，除去莖基及鬚根、根梢，切片曬乾。

良品辨識：條粗、無鬚根、氣微香、無雜質者為良品。

功效主治：涼血止血，收斂止瀉，清熱解毒。用於上消化道出血、痔瘡出血、功能性子宮出血、菌痢、濕疹、燒燙傷等。

消痔丸

原料：地榆（炭）、槐角（蜜炙）、槐花（炒）、大黃、黃芩、生地黃、當歸、赤芍、紅花、防風、荊芥穗、枳殼（炒）各適量。

做法：共研為細末，水和為丸如梧子大，每次9克，每日2次。

主治：痔瘡。

槐榆散

原料：槐角、地榆、黃芩、當歸各10克，防風5克。

做法：共研細粉，吞服。

主治：大便出血，痔瘡出血。

槐花地榆湯

原料：槐花、地榆、枳殼各10克，仙鶴草、胡麻仁、墨旱蓮、側柏葉各15克，黃芩5克，勒萊莧30克。

做法：水煎。口服，每日1劑，日服2次。也可用此藥煎液熏洗肛門。

主治：清腸，利濕，止血。適用於痔瘡的治療。

地榆二黃熏洗液

原料：當歸、生地榆、大黃、黃柏各30克，樸硝60克。

做法：將前4味藥水煎去渣取汁，加入樸硝，置盆中坐浴熏洗，每晚1次，嚴重者每日2～3次。

主治：消腫止痛，排膿生肌，涼血止血。適用於外痔。

三味消痔湯

原料：雞冠花、地榆各15克，仙鶴草6克。

做法：水煎服，分早晚2次溫服。

主治：活血潤燥。適用於痔瘡。

第二節 五官科疾病

眼疲勞

中醫認為，五臟六腑的精氣都集中上注於兩眼。當眼睛使用過度，會造成眼乾澀、疼痛、紅腫，甚至損傷視力，必須設法明目、解乏。中醫把眼睛疲勞分為兩類：

1.肝腎不足：因用眼過度、長時間近距離注視（如看電腦、看書、雕刻）、眼睛老花、近視度數高、焦距對不好等，以致肝腎不足，出現眼睛疲勞、乾澀疼痛、視物模糊、前額發脹、頭暈目眩、耳鳴等症狀。治療時必須滋養肝腎，枸杞子最為合適。

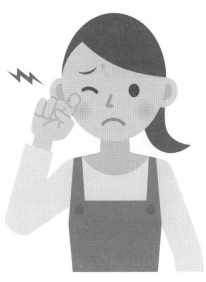

2.肝火上炎：因長時間熬夜、睡眠不足、喜歡吃辛辣或炸烤類食物，以致肝火上炎，出現眼睛疼痛、畏光、血絲密佈，伴有口乾舌燥、頭痛、頭面易出油、痤瘡、大便乾硬等症狀。治療時必須清肝瀉火，以決明子最為合適。

枸杞子

性味歸經：性平，味甘。歸肝、腎經。

形態特徵：本品為茄科植物寧夏枸杞的乾燥成熟果實。植株有1公尺多高。枝條細長；葉片披針形或長橢圓狀披針形，互生或叢生，葉腋有銳刺；7～8月開淡紫紅色或粉紅色的花；花萼通常2裂至中部；花冠5裂，裂片邊緣無毛，雄蕊5枚；9～10月結果，成熟時紅色，卵形或長橢圓形，長0.6～2.1公分，直徑0.3～1公分，味甜；種子多數。

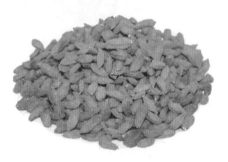

良品辨識：粒大、色紅、肉厚、質柔潤、味甜者為良品。

功效主治：益精明目，滋補肝腎。用於貧血、早期老年性白內障、神經衰弱、慢性肝炎。

枸杞菊花飲

原料：枸杞子8～12顆，菊花2～3朵。

做法：沸水沖泡，浸燜10分鐘，代茶飲。

主治：眼疲勞、眼乾澀。

枸杞女貞湯

原料：女貞子30克，枸杞子15克，菊花6克。

做法：水煎，分2次服，每日1劑。

主治：陰血不足、視力減退。

枸杞榛仁湯

原料：枸杞子、榛子仁各50克。

做法：水煎服，每日1劑。

主治：頭暈目眩、視力減退。

枸杞栗子雞煲

原料：枸杞子20克，栗子150克，雞1隻，精鹽、薑各5克，料酒、蔥各10克，味精、胡椒粉各3克，高湯3000毫升。

做法：枸杞子洗淨，去果柄、黑子及雜質；栗子去皮，對半切開；雞宰殺洗淨去內臟及爪，剁成4公分見方塊；薑拍鬆，蔥切段。將雞塊、枸杞子、栗子、料酒、薑、味精、蔥、胡椒粉、高湯同放入高壓鍋內，加入精鹽，置武火上燒沸，蓋上壓閥，30分鐘後停火，晾涼，倒入煲內，蓋上蓋，將煲置爐上武火燒沸即成。

主治：補腎明目，益氣養血。

決明子

性味歸經：性微寒，味甘、苦、鹹。歸肝、大腸經。

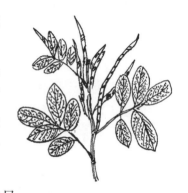

形態特徵：為豆科植物決明的成熟種子。植株高約1公尺，有惡臭氣。葉互生，偶數羽狀複葉，總軸在小葉間有腺體似線形，托葉線狀微尖，小葉有6枚，膜質，倒卵形或長橢圓形，先端鈍而有小銳尖，表面近禿淨，背面被柔毛。花假蝶形，鮮黃色，腋生成對，生於最上的聚生；花期6～8月。莢果近四稜形，細長而彎；果期9～10月。

良品辨識：顆粒飽滿、均勻、黃褐色者為良品。

功效主治：清熱明目，潤腸通便。葉的功效與種子相似。用於目赤腫痛、澀痛、畏明流淚、頭痛眩暈、目暗不明、大便秘結。

🍵 決明子餅

原料：決明子50～100克，雞肝1具。

做法：先將雞肝洗淨去膽，放鍋內微炒，研成細末，過篩備用。用時取決明子粉10克，與雞肝一同搗爛和勻，做成小餅3～5張，上籠蒸熟即可食用。每日1劑，早晚空腹食用，每次2張，連食1周。

主治：滋補肝腎、清解內熱。適用於小兒視力減退及小兒夜盲症等。

決明子粉

原料：決明子適量。

做法：炒後研為細末，加入少許茶水均勻敷在太陽穴上，藥乾即換。

主治：眼睛紅腫。

菊楂決明飲

原料：菊花3克，山楂、決明子各15克。

做法：菊花洗淨；山楂洗淨，切片；決明子打碎。把菊花、山楂、決明子放入燉鍋內，加水250毫升，燉鍋置武火上燒沸，再用文火煎10分鐘即成。

主治：疏風清熱，明目降壓。

決明子茶

原料：炒決明子15克，綠茶3克。

做法：將決明子加水煎沸3～5分鐘，趁熱沖沏綠茶，頻頻飲服，每日2劑。

主治：眼乾、視物模糊。

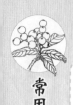

結膜炎

　　結膜炎是由細菌或病毒引起的，有急性和慢性兩種。急性結膜炎發病較急，易互相傳染，甚至引起廣泛流行。本病多見春秋季節，在學校、家庭等公共場所易發生流行。潛伏期1～2日，多為雙眼發病，自覺異物感和燒灼感，分泌物多，一般不影響視力；殃及角膜時，有畏光、流淚現象，結膜充血顯著。通常發病後3～4日症狀達高峰，隨後症狀減輕，10～14日可痊癒。

夏枯草

性味歸經：性寒，味苦、辛，歸肝、膽經。

形態特徵：為唇形科多年生草本植物夏枯草的乾燥果穗。莖方形，基部匍匐，高約30公分，全株密生細毛。葉對生；近基部的葉有柄，上部葉無柄；葉片橢圓狀披針形，全緣，或略有鋸齒。輪傘花序頂生，呈穗狀；小堅果褐色，長橢圓形，具3稜。花期5～6月，果期6～7月。夏季當果穗半枯時採下，曬乾。

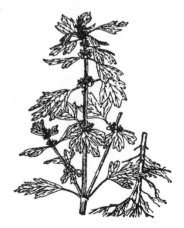

良品辨識：粗長、色棕紅，無葉梗雜質，果穗大而乾燥者為良品。

功效主治：清肝火，平肝陽，散結，降壓，消腫。用於肝火上炎、肝陰不足、肝鬱低熱、痰火鬱結等症。

夏枯草黃柏飲

原料：金銀花、菊花、板藍根各10克，黃柏、夏枯草各15克，薄荷6克，生甘草5克。

做法：水煎，先趁熱薰蒸雙眼，至溫後飲用。早晚各1次。

主治：急性結膜炎。

夏枯草湯

原料：夏枯草12克。

做法：將夏枯草用開水沖泡，澄清後，分3～4次洗眼。

主治：急、慢性結膜炎。

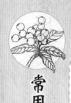

鼻炎

　　鼻炎是指鼻腔黏膜和黏膜下組織引發的炎症，其主要症狀為鼻塞、鼻癢、喉部不適、咳嗽、流清水涕等。

　　因鼻炎的種類不同，症狀也就有所不同。從鼻腔黏膜的病理學來說，鼻炎可分為乾酪性鼻炎、萎縮性鼻炎、慢性單純性鼻炎及慢性肥厚性鼻炎；若從發病的急緩程度來說，可分為急性鼻炎和慢性鼻炎。慢性肥厚性鼻炎與長期的慢性炎症、瘀血有關，因為這些因素將導致鼻黏膜、鼻甲增生；萎縮性鼻炎主要是因鼻黏膜、鼻甲骨與骨膜萎縮，使鼻黏膜喪失其正常的生理功能導致的；乾酪性鼻炎則是一種罕見鼻病。

辛夷

性味歸經：性溫，味平。歸肺、胃經。

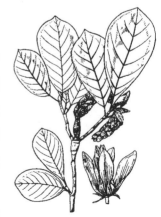

形態特徵：為木蘭科落葉喬木望春花、玉蘭或武當玉蘭的乾燥花蕾。樹高約10公尺；樹皮淡灰色，不開裂；嫩枝有托葉脫落後留下的環狀痕跡，無毛；頂芽密生有淡黃色展開的長柔毛。葉互生，葉片橢圓狀披針形、卵狀披針形、狹倒卵形或卵形，先端短尖，基部闊楔形或圓鈍形，上面無毛，嫩葉下面有平伏細柔毛，老葉變無毛，每邊有側脈10～15條。3月先開花後出葉，花蕾單生於枝條頂端，長

卵形，似毛筆狀，花大，紫紅色，芳香；花瓣9片；雄蕊多數；心皮多數。9月果實成熟，果實為聚合果，圓柱狀，長8〜14公分。種子的外種皮鮮紅色，內種皮深黑色。冬蕾於冬末春初未開放時採摘，陰乾備用。

良品辨識：花蕾未開、身乾、色綠、無枝梗者為良品。

功效主治：散風寒，通鼻竅。用於風寒頭痛、鼻塞、鼻淵、鼻流濁涕。

辛夷膏

原料：辛夷50克，無水羊毛脂20克，凡士林100克。

做法：辛夷研碎，酒精浸泡3天，濾液加熱成膏狀，加無水羊毛脂、凡士林調勻，製成辛夷浸膏。塗紗條上，放入鼻內2〜3小時，每天1次，10次為1個療程。

主治：肥大性鼻炎。

辛夷百合粥

原料：辛夷、百合各20克，粳米100克，白糖適量。

做法：將粳米、百合洗淨，加清水1000毫升，大火燒開，轉用小火慢熬至粥將成，加入辛夷（布包）和白糖調勻，繼續熬至糖溶粥成即可。

主治：健脾，通竅，益肺。

辛夷蒼耳湯

原料：辛夷6克，蒼耳子、白芷、薄荷各10克。

做法：水煎服。分早晚2次溫服。

主治：慢性鼻竇炎。

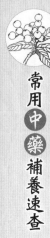

蒼耳子

性味歸經：性溫，有小毒，味辛、苦。歸肺經。

形態特徵：為菊科一年生草本植物蒼耳的乾燥果實，植株高20～90公分。根紡錘狀，分枝或不分枝。莖直立，少有公枝，下部圓柱形，上部有縱溝，被灰白色毛。葉互生，有長柄，葉片三角狀卵形或心形，全緣或3～5個不明顯淺裂，基出三脈，被粗糙短白伏毛。頭狀花序聚生，單性同株，雄花序球形，花托柱形，雌花序卵形，苞片結成囊狀卵形，外被倒刺毛，頂有2圓錐狀尖端，

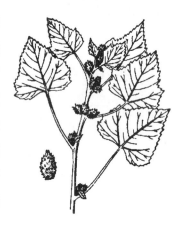

成熟具瘦果的總苞變堅硬，卵形或橢圓形，綠色、淡黃色或紅褐色。瘦果倒卵形，含1顆種子。花期7～8月，果期9～10月。

良品辨識：色黃綠、粒大飽滿者為良品。

功效主治：散風除濕，通竅止痛。用於頭痛、風濕痹痛、皮膚濕疹瘙癢。

☕ 蒼耳蔥白飲

原料：蒼耳子12克，辛夷、白芷各9克，薄荷4.5克，蔥白2根，茶葉2克。

做法：上藥共研為粗末，每日1劑，當茶頻飲。

主治：鼻炎。

蒼耳雞蛋

原料： 大薊根90克，蒼耳子20克，雞蛋2～3個。

做法： 打碎共煎，吃蛋喝湯，每天1～2次。

主治： 慢性鼻炎。

 ## 蒼耳子芥菜湯

原料： 芥菜640克，蒼耳子、辛夷花、蜜棗各20克，生薑、精鹽各3克。

做法： 蒼耳子、辛夷花洗淨，盛於乾淨的紗布袋內；芥菜洗淨，去根鬚；生薑去皮洗淨，切片；蜜棗洗淨備用。將蒼耳子、辛夷花、芥菜、生薑、蜜棗放入已經煲滾的水中，煮45分鐘，以精鹽調味，即可飲用。

主治： 祛風，通鼻竅。

 ## 辛夷蒼耳外用方

原料： 辛夷、蒼耳子各適量。

做法： 煎汁滴鼻；或同研細末，取少量吸入鼻內，每天3～4次。

主治： 鼻炎。

口臭

　　口臭，是指因機體失調導致口內出氣臭穢的一種病症。口臭多表現為呼氣時有明顯臭味，刷牙漱口難以消除，含口香糖、使用清潔劑均難以掩蓋，是一股發自體內的臭氣。一些患者會感覺自己口腔中有一種腥臭的氣味，很不舒服，不願嚥下食物，有人甚至會引起噁心、嘔吐。

　　口臭大多是因為特殊的食物癖好、口腔疾病、不講究口腔衛生、假牙、身體疾病引起的。有些口臭則是由身體其他部位的疾病引起的，如消化不良、化膿性支氣管炎、肺膿腫等，都會經呼吸道排出臭味，表現為口臭。此外，鄰近器官的疾病，如鼻咽部及鼻腔疾病（化膿性上頜竇炎、萎縮性鼻炎），也可導致口臭。中醫認為「虛火鬱熱，蘊於胸胃之間則口臭，或肺為火灼則口臭，或勞心味厚之人亦口臭」，多食薄荷、藿香等對去除口臭有一定的功效。

薄荷

性味歸經：性涼，味辛。歸脾、肝經。

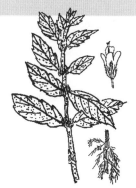

　　形態特徵：為唇形科多年生草本植物薄荷的乾燥地上部分。植株高20～80公分。生於低山陰濕處。莖方形，被逆生的長柔毛及腺點。單葉對生，長圓形或長圓狀披針形，邊緣具尖鋸齒，兩面有疏短毛，下面並有腺鱗。花小，淡紅紫色。小堅果長圓形，褐色。全體有清涼濃香氣。

夏、秋割取地上部分，陰乾。

良品辨識：葉多、色深綠、氣味濃者為良品。

功效主治：清涼，發汗，退熱，祛風，止癢。用於流感、急性咽喉炎、扁桃體炎、急性結膜炎、過敏性鼻炎、副鼻竇炎等。

芳香飲

原料：芥穗、薄荷、薏苡仁、滑石、石膏各9克，橘梗、枳殼、生地黃、僵蠶、黃柏各6克，防風、前胡、豬苓、澤瀉各4.5克，黃連、竹葉各3克，青黛1.5克。

做法：水煎服，日服1劑。

主治：口腔乾燥及口臭。

薄荷丁香漱口水

原料：乾薄荷葉3克，丁香、佩蘭各2克。

做法：將上述材料放到開水中沖泡，濾去藥渣，每天多次漱口。

主治：口臭，慢性牙周炎。

薄荷茶漱口水

原料：茶葉、薄荷葉各2克。

做法：茶葉、薄荷葉放到開水中沖泡，咀嚼茶葉和薄荷葉，當口中無臭味時吐出，用清水漱口即可。每日1～2次。

主治：牙齦炎，呼吸和消化道異常，情緒失調及婦女月經期、妊娠期等導致的口臭。

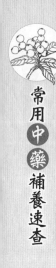
口腔潰瘍

口腔潰瘍也稱作「口瘡」，是發生在口腔黏膜、上顎、嘴唇、牙齦上的膿腫或潰爛，它也與自身免疫反應有關。每次發病至少需1個星期左右才會痊癒，有時會更久。

中醫把口腔潰瘍分為兩類，第一類就是脾胃熾熱型。本類型的口腔潰瘍發病急、病程短，潰瘍面大，灼痛，且潰瘍表面的分泌物較多，潰瘍面周圍紅腫，嚴重時還會有水皰，水皰表面是黃色的。本型患者經常會口渴、口臭、咽喉痛、煩躁、大便乾硬、尿黃、不易入睡。治療上必須清熱瀉火，臨床上常使用黃連。

第二類口腔潰瘍多為脾虛濕困型。本類型的口腔潰瘍發病慢、病程長，會反復發作，且潰瘍表面灰白，潰瘍的周圍較不紅腫，潰瘍面較小，且分泌物較少。本型患者經常會有口淡無味，食欲差，便軟，甚至腹瀉，倦怠無力的情形。治療上必須健脾利濕。

黃連

性味歸經：性寒，味苦。歸心、肝、脾、胃、大腸經。

形態特徵：為毛茛科多年生草本植物黃連、三角葉黃連或雲連的乾燥根莖。植株高約30公分。葉從根莖長出，有長柄，指狀三小葉；小葉有深裂，裂片邊緣有細齒。花白綠色，5～9朵，頂生。果簇生，有柄。根莖橫走，黃色，有多數鬚根，形似雞爪。春、秋季採挖，除去根頭和泥土，鮮用或曬乾備用。

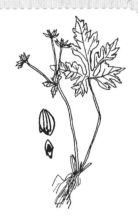

良品辨識：質地堅實、切面黃色、氣味苦者為良品。

功效主治：清熱燥濕，瀉火解毒，涼血止血。用於急性菌痢、急性胃腸炎、猩紅熱、霍亂、百日咳、大葉性肺炎、肺膿腫、陰道炎、宮頸糜爛、化膿性中耳炎。

🍵 黃連涼拌五味茄子

原料：黃連1.5克，茄子2條，番茄醬3大匙，醬油、糖、黑醋各2大匙，芝麻油1大匙，蔥末、薑末、香菜末各少許。

做法：黃連洗淨，加1碗水煮成半碗藥汁備用；茄子洗淨，切段備用。鍋中加水，水沸後放入茄子煮熟，放涼後入冰箱冰鎮；將番茄醬和所有調味料及藥汁、蔥末、薑末、香菜末混合拌勻，食用時將醬料淋在冰鎮後的茄子上即可。

主治：清熱瀉火，涼血解毒。用於收斂瘡口。

🍵 黃連鹵冬瓜

原料：黃連1.5克，冬瓜600克，薑片4片，香菜10克，精鹽少許，醬油3茶匙，沙茶醬6茶匙。

做法：冬瓜去皮、去籽，切塊；香菜切碎；黃連洗淨備用。冬瓜加水、醬油、沙茶醬、精鹽、薑片與黃連燜煮至爛，食用前加香菜即可。

主治：清熱瀉火，涼血解毒。用於收斂瘡口。

☕ 黃連酒

原料：黃連60克，黃酒500毫升。

做法：同煎，時含呷之。

主治：口腔潰瘍。

草珊瑚

性味歸經：性微溫，味苦、辛。歸心、肝經。

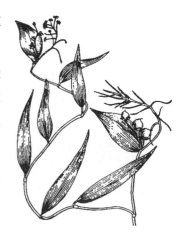

形態特徵：為金栗蘭科多年生常綠草本或亞灌木草珊瑚的乾燥全草。植株高80～150公分。根粗大，鬚根多。莖直立，綠色，無毛，帶草質，節膨大。葉對生，革質，長橢圓形或卵狀披針形，先端漸尖，基部稍圓，鈍形或楔形，邊緣有粗鋸齒。表面深綠色，光滑，背面綠色。花淡黃綠色，頂生穗狀花序，通常2～3枝聚生，無花被，雄蕊1枚，白色。漿果球形，熟時鮮紅色。全株入藥，秋季採收，曬乾。

良品辨識：深綠色或棕褐色、質脆、易斷、斷面淡棕色、氣微香、無雜質者為良品。

功效主治：抗菌消炎，祛風通絡，活血散結。用於肺炎、咽喉炎、流感。

草珊瑚湯

原料：草珊瑚20克，蓮子芯、蛇蛻5克。

做法：水煎2次，去渣，加蜂蜜少許，分次含服。

主治：口腔炎。

 ## 草珊瑚噴劑

原料：草珊瑚、金銀花、連翹、穿心蓮、板藍根、黃芩、香附各
適量。

做法：研為細末，製成噴劑。

主治：口腔潰瘍、牙痛、口腔異味、咽喉腫痛、口咽上火及扁桃
體腫大。

 ## 草珊瑚膏

原料：三七、金銀花、荷葉、蒲公英、草珊瑚各適量。

做法：研為細末，製成膏，刷牙時使用。

主治：口腔潰瘍、牙齦出血、牙齦腫痛。

牙痛

　　牙痛是一種口腔疾病的症狀，也是各種牙病最明顯的症狀，千萬不能忽視。牙痛的症狀主要表現為牙齦紅腫、遇冷熱刺激會痛、面頰部腫脹等。牙痛大多由牙齦炎和牙周炎、齲齒（蛀牙）或折裂牙導致牙髓（牙神經）感染而引起的。

　　中醫認為牙痛是由於外感風邪、胃火熾盛、腎虛火旺、蟲蝕牙齒等病因所致。對於此類牙痛症狀，可通過食療來減輕疼痛，如肉蓯蓉、綠豆、生石膏等都能治癒火熱引起的牙痛。

蓽撥

性味歸經：性熱，味辛。歸胃、大腸經。

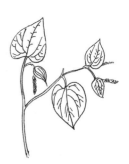

　　形態特徵：為胡椒科多年生草質藤本植物蓽撥的乾燥近成熟或成熟果穗。莖下部匍匐，枝橫臥，質柔軟，有稜角和槽，幼時密被短柔毛。葉互生，紙質，葉柄長2～3.5公分，葉片長圓形或卵形，全緣，上面近光滑，下面脈上被短柔毛，掌狀葉脈通常5～7條。花單性，雌雄異株，穗狀花序；雄蕊，花絲短粗；雌穗總花梗長1.5公分，密被柔毛，花梗短；花的直徑不及0.1公分；苞片圓形；無花被；子房倒卵形，無花柱、柱頭。漿果卵形，先端尖，部分陷入花序軸與之結合。

良品辨識：條肥大、色黑褐、質堅、斷面稍紅、氣味濃者為良品。

功效主治：溫中散寒，下氣止痛。用於脘腹冷痛、嘔吐、泄瀉、偏頭痛，外治牙痛。

牙痛粉

原料：蓽撥、白芷、細辛各3克，高良薑2.5克。

做法：共研細末。右邊牙痛用左鼻孔吸上藥；左邊牙痛，用右鼻孔吸上藥。每天早、中、晚各吸1次。

主治：牙痛。

蓽撥升麻湯

原料：蓽撥、升麻各6克，細辛3克，生大黃9克。

做法：水煎服。分早晚2次溫服。

主治：牙痛、頭痛。

露蜂房

性味歸經：性平，味甘。歸肝、肺經。

形態特徵：為大黃蜂或同屬近緣昆蟲的巢。呈圓盤狀或不規則的扁塊狀，有的呈蓬狀，有的重疊似寶塔，大小不一，灰白色或灰褐色。腹面有多數六角形小孔，頗似蓮房。背

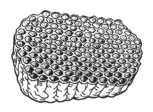

面有1個或數個黑色凸出的硬柱。體輕，略有彈性，捏之不碎。

良品辨識：單個、整齊、灰白色、桶長、孔小、體輕、略有彈性、內無幼蟲及雜質者為良品。

功效主治：祛風，解毒，散結，療瘡。用於急性乳腺炎、齲齒牙痛、淋巴結核等。

 ## 露蜂房湯

原料：露蜂房適量。

做法：煎水含漱。

主治：風火牙痛。

 ## 露蜂房散

原料：露蜂房1個。

做法：露蜂房燒存性，研末，以酒少許調，噙漱之。

主治：風熱牙腫，連及頭面。

露蜂房藥酒

原料：露蜂房30克，60度以上白酒200毫升。

做法：將露蜂房浸沒在酒中，蓋緊瓶蓋，2周後即成。牙痛發作時，撕下一小塊酒浸的露蜂房塞在牙痛處咬緊牙，夜間放到嘴中過夜，第2天疼痛就會好轉。

主治：牙齦紅腫、疼痛，齲齒疼痛。

咽炎

咽炎是指咽部黏膜、黏膜下及淋巴組織部位的炎症，可由急性咽炎反復發作及咽部經常受刺激轉變而來，也可由慢性鼻炎、慢性扁桃體炎及齲齒等影響造成。患者咽部會出現異物感、乾燥、發癢發澀、灼熱及微痛等不適感；有黏痰、刺激性咳嗽，總想不斷清嗓，晨起症狀尤為明顯。嚴重時可伴有噁心、嘔吐，但全身症狀不明顯。

誘發慢性咽炎的病因主要分為兩大類，首先它與鄰近器官疾病有關，如鼻腔、鼻竇、口腔、牙齒、牙齦、喉、氣管、支氣管等鄰近器官的急、慢性炎症，沿著黏膜、黏膜下組織、局部淋巴和血液循環侵犯到咽部；其次，風濕、糖尿病、心臟病、貧血、腎炎、氣管炎、慢性支氣管炎、肺氣腫、支氣管擴張、結核、肝硬化及消化系統疾病造成的營養不良、便秘等，均可導致全身抵抗力下降、咽部血液循環障礙，進而引發咽炎。此外，慢性咽炎與飲食、氣候、季節等因素也有關係。

膨大海

性味歸經：性寒，有小毒，味甘。歸肺、大腸經。

形態特徵：為梧桐科落葉喬木膨大海的乾燥成熟種子。樹高30～40公尺。樹皮粗糙而略具條紋。葉互生；葉柄長5～15公分；葉片革質，卵形或橢圓狀披針形。花雜性同株，呈頂生或腋生的圓錐花序。蓇葖果1～5個，著生於梗，基部呈船形，在成熟

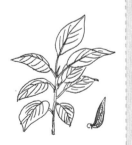

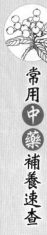

之前裂開；最初被疏柔毛，旋脫落。種子梭形或倒卵形，深黑褐色，表面具皺紋；子葉大，半圓形，胚乳豐富。

良品辨識：棕色或暗棕色，有不規則皺紋，氣微、味淡、嚼之有黏性者為良品。

功效主治：清熱潤肺，利咽解毒，潤腸通便。用於肺熱聲啞、乾咳無痰、咽喉乾痛、熱結便秘、頭痛目赤。

利咽湯

原料：膨大海2～3枚。

做法：煎湯或泡茶。

主治：咽炎。

銀翹大海飲

原料：膨大海3枚，金銀花、連翹各9克，冰糖適量。

做法：先將金銀花、連翹放入鍋中，加300毫升水，煮至200毫升時，放入膨大海，燜半小時後，放冰糖調勻飲用。分早晚2次溫服。

主治：清熱解毒。用於慢性咽炎。

膨大海綠茶飲

原料：膨大海3枚，綠茶、橄欖各6克，蜂蜜適量。

做法：先將橄欖放入適量水中煎煮片刻，然後沖泡綠茶、膨大海，加蓋燜1～2分鐘，調入蜂蜜，頻飲。

主治：利咽潤肺。適用於咽喉腫痛。

淡竹葉

性味歸經：性寒，味甘、淡。歸心、胃、小腸經。

形態特徵：為禾本科多年生草本植物淡竹葉的乾燥莖葉，有木質縮短的根莖。鬚根細長，中部可膨大為紡錘形塊根，黃白色，肉質。稈高40～90公分，光滑無毛，叢生。葉互生，單葉；葉片披針形，先端尖，基部狹縮成短柄，有明顯的小橫脈，與縱向平行脈形成長方形的網格狀。邊緣有多數短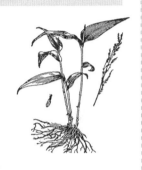剛毛；兩面無毛或有小剛毛。7～9月開花，圓錐花序；小穗條狀披針形，有短柄。9～10月結果，果實橢圓形。

良品辨識：體輕、質柔韌、氣微味淡者為良品。

功效主治：清熱，除煩，利尿。用於口渴、口舌生瘡、牙齦腫痛、小兒驚啼、小便赤澀、淋濁等。

竹葉山楂水

原料：竹葉5克，山楂5～10個。

做法：水煎汁。每日1劑，代茶頻飲。

主治：咽喉炎。

淡竹葉湯

原料：淡竹葉5～10克。

做法：煎湯代茶飲。

主治：咽喉炎。

中耳炎

　　急性化膿性中耳炎是指鼻咽部炎症感染，或因擤鼻方法不當，或嬰兒吮乳體位不當，或因鼓膜外傷、污水入耳等所致的中耳腔感染化膿。中醫稱為膿耳。表現為耳深部銳痛，逐漸加重為跳痛、鑽痛，當打噴嚏、打呵欠時疼痛可連至頭部，聽力下降。局部檢查，見鼓膜標誌完全消失，呈暗紅色，鼓膜外突，穿孔後有膿液從空孔滲出，呈閃光搏動；外耳道見有膿性分泌物。聽力檢查，為傳導性耳聾。全身多伴發熱、頭痛、口苦咽乾、食欲減退、大便秘結、小便黃赤、舌質紅、苔黃膩、脈弦滑數。若為小兒，症狀比成人重，多見哭鬧，煩躁不安，甚至出現神昏、項僵等症狀。當鼓膜穿孔後，膿液流出，邪熱得以外泄，耳痛可明顯減輕。

蛇蛻

性味歸經：性平，味甘、鹹。歸肝經。

形態特徵：為游蛇科動物黑眉錦蛇、錦蛇或烏梢蛇等蛻下的乾燥表皮膜。呈圓筒形，多壓扁而皺縮，完整者形似蛇，長可逾1公尺，背部銀灰色或淡灰棕色，有光澤，鱗跡菱形或橢圓形，銜接處呈白色，略抽皺或凹下，腹部乳白色或略呈黃色，鱗近長方形，呈覆瓦狀，質微韌，手摸有潤滑感和彈性，氣微腥，味淡或微鹹。

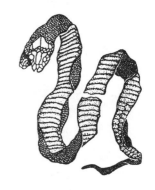

　　良品辨識：皮細、色白、條長、粗大、整齊不碎、無雜質者為良品。

　　功效主治：祛風，定驚，退翳消腫，殺蟲。用於小兒驚厥、喉風口瘡、目翳內障、疔瘡、癰腫等。

 蛇蛻外用藥一

原料：蛇蛻3克，冰片、芝麻油各適量。

做法：研末，加冰片少許，芝麻油調勻滴耳內。

主治：中耳炎。

 蛇蛻外用藥二

原料：蛇蛻1條，芝麻油適量。

做法：將蛇蛻燒灰研末，調以芝麻油。用時先用3%過氧化氫溶液洗淨患耳，擦乾後用棉棒蘸藥塗於患部，每日或隔日1次。

主治：中耳炎。

 蛇蛻外用藥三

原料：蛇蛻、蜂窩各3錢。

做法：將藥材浸於95%的酒精300毫升中，7天後過濾滴耳，每日3～4次。

主治：化膿性中耳炎。

虎耳草

性味歸經：性寒，有小毒，味微苦、辛。歸肺、脾、大腸經。

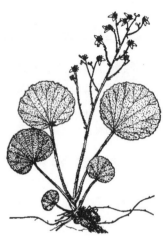

形態特徵：為虎耳草科多年生常綠草本植物虎耳草的全草。匍匐枝赤紫色，絲狀。葉數片，叢生在莖基部；圓形或腎形，肉質而厚，先端渾圓，邊緣淺裂狀或波狀齒，基部心臟形或截形；葉柄長，基部膨大。花莖由葉腋抽出，赤色；6～7月開花，總狀花序，苞片卵狀橢圓形，先端尖銳，小花柄密被紅紫色腺毛；萼卵形，花瓣白色，不整齊；7～11月結果，蒴果卵圓形，頂端2深裂，呈嘴狀。種子卵形，具瘤狀突起。全草入藥，全年可採，秋後為好。

良品辨識：色黃綠、無雜質者為良品。

功效主治：涼血解毒，祛風清熱。用於咳嗽吐血、肺癰、風疹、濕疹、中耳炎、丹毒等。

☕ 虎耳草燉豬耳

原料：鮮虎耳草120克，豬耳1隻（約400克）。

做法：將虎耳草和豬耳一同放入鍋中，加水熬至熟爛，食肉飲湯，早晚各1次。

主治：適用於中耳炎患者，尤其是化膿性中耳炎患者，見效快。

虎耳草汁外用方

原料：鮮虎耳草適量。

做法：搗汁，滴入耳內。每日滴數次。

主治：中耳炎。

虎耳草冰片外用方

原料：虎耳草（鮮葉）數片，冰片適量。

做法：將虎耳草的新鮮葉搗汁，過濾，加冰片適量，裝到藥水瓶中備用。使用時，先用3%的過氧化氫溶液洗外耳道，膿汁和分泌物洗淨後把虎耳草液滴入耳內，每次滴1～2滴，每天滴3次。

主治：化膿性中耳炎。

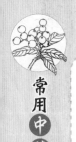
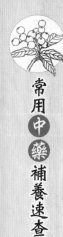

第四節 婦產科疾病

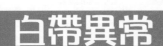

白帶異常

　　白帶的情況會隨著女性生理週期而變化。正常狀況下，排卵期白帶較多，呈透明水狀，像蛋清；月經來臨前，白帶顏色會變白或略帶黃色，且較稠；月經過後白帶又恢復透明狀態。以上情況屬於正常生理性白帶。如果白帶量增多，顏色變黃或帶有血絲，黏稠如膿如涕，伴有腥臭味，或出現豆腐渣樣的凝塊，就是病理性白帶。

　　中醫在治療白帶異常之前，會先詢問患者有關白帶的色、質、味，然後將病情分為脾虛、腎虛、濕熱、濕毒四型，前兩型多屬真菌感染，後兩型多與性行為有關。

　　1.脾虛型為白色分泌物，像唾液，無味。患者臉色蒼白，臉部、下肢皆會水腫，易倦怠，大便偏軟。治療多以健脾益氣為主。

　　2.腎虛型為白色分泌物，質清卻多量，無味。患者怕冷，常腰酸背痛，尿頻且尿色淡，大便水瀉。治療以補益腎中精氣為主。

　　3.濕熱型為黃色分泌物，質黏稠，氣味臭。患者會口臭，陰部瘙癢灼熱，少尿且尿色黃，排便不暢，大便黏稠臭穢。治療以清熱利濕、止癢止帶為原則。

　　4.濕毒型為黃綠色分泌物，甚至帶血，呈膿性或豆腐渣樣，有腐臭味。患者陰部紅腫熱痛，容易發怒，少尿且尿色深黃或偏紅。治療以清熱解毒、除濕止帶為原則。

　　西醫診治白帶異常時，多分為感染性或腫瘤性。感染性可能是淋球

菌、衣原體、真菌、陰道滴蟲等引起的，且與性行為感染有關，但糖尿病、使用抗生素、懷孕、衣褲太緊、肥胖、免疫力降低時，也可能造成真菌感染。

　　當白帶中有血絲時，應格外提高警惕，極可能是宮頸糜爛或宮頸息肉，甚至是宮頸癌、輸卵管癌，需及時就醫檢查。

白扁豆

性味歸經：味甘，性微溫。歸脾、胃經。

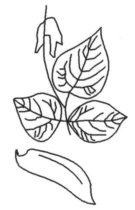

形態特徵：一年生纏繞草質藤本，莖光滑，羽狀三出複葉，小葉3片，頂生小葉寬三角狀，側生小葉斜卵形，托葉小，披針形。總狀花序腋生，直立，花序軸粗壯；花2至多朵；小苞片2片，脫落；萼闊鐘狀，萼齒5，不等；花冠蝶形，白色或紫紅色，長約2公分，旗瓣基部具耳。莢果倒卵狀長橢圓形，微彎，扁平，長5～7公分；種子2～5個，白色或紫黑色，長約8公釐。花期7～8月，果期9～10月。成熟後呈扁橢圓形或扁卵圓形，長0.8～1.2公分，寬0.6～0.9公分，厚0.4～0.7公分。表面黃白色，平滑而光澤，一側邊緣有半月形白色突起的種阜，占周徑的1/3～1/2，剝去後可見凹陷的種臍，緊接種阜一端有1珠孔，另端有短的種脊。質堅硬。種皮薄脆，內有子葉2枚，肥厚，黃白色，角質。秋、冬二季採收成熟果實，曬乾，取出種子，再曬乾。

良品辨識：以子粒飽滿、細微性均勻、色澤（黃白）一致、無蟲口、嚼之有豆腥氣為佳。

功效主治：健脾化濕，利尿消腫，清肝明目。主治脾胃虛弱、泄瀉、嘔吐、暑濕內蘊、脘腹脹痛、赤白帶下等，又能解酒毒。

扁豆白朮湯

原料：扁豆、白朮各10克。

做法：將扁豆和白朮洗淨後同放入鍋中，加入適量清水煎汁，喝湯。每天1次。

主治：健脾理氣，固胎止帶。適用於婦女帶下、胎動不安，呃逆等。

白扁豆龍骨湯

原料：豬龍骨500克，白扁豆50克，紅棗8枚，蓮子10粒，鹽、蔥、薑各適量。

做法：白扁豆、蓮子用清水浸泡半小時；豬龍骨洗淨，冷水下鍋，水沸後，撈出洗去浮沫。將焯過的豬龍骨放到砂鍋中，倒入適量清水；放入泡好的白扁豆、蓮子、紅棗、蔥、薑，大火燒沸後轉成小火煲2小時，喝之前加鹽調味。佐餐食用。

主治：健脾胃，清暑濕。用於脾胃虛弱、暑濕泄瀉、白帶。

雞冠花

性味歸經：性涼，味甘。歸肝、腎經。

形態特徵：一年生直立草本，高30～
80公分。全株無毛，粗壯。分枝少，近上
部扁平，綠色或帶紅色，有稜紋凸起。
單葉互生，具柄；葉片長5～13公分，寬
2～6公分，先端漸尖或長尖，基部漸窄成
柄，全緣。中部以下多花；苞片、小苞片
和花被片乾膜質，宿存；胞果卵形，長約

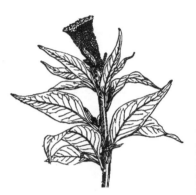

0.3公分，熟時蓋裂，包於宿存花被內。種子腎形，黑色，有光澤。

良品辨識：花頭大而均勻，顏色鮮豔為佳品。

功效主治：入肝經、補益肝臟的同時，還能補脾止帶，為治療帶
下病的傳統良藥。

🍵 雞冠花酒

原料：白雞冠花（曬乾為末）180克，米酒1000毫升。

做法：將白雞冠花末和米酒一同放入瓶中浸泡，封口；3～7天後
開啟，過濾去渣，即可。每次30～50毫升，每日1次，清
晨溫熱服用。

主治：涼血止血。不但能治婦女崩中，赤白帶下，還能治療痔漏
腸風下血、赤白下痢、吐血、咳血、血淋等。

雞冠花藕汁

原料： 藕汁半碗，紅雞冠花3朵，紅糖適量。

做法： 將藕汁和紅雞冠花一同放入鍋中，加水300毫升，調入紅糖，一起煎服。

主治： 婦女赤帶色鮮紅或紫色，味腥臭。

白雞冠花末

原料： 白雞冠花適量。

做法： 白雞冠花曬乾，研成末。每日空腹酒服15克。赤帶，用紅雞冠花。

主治： 婦人白帶異常。

月經不調

月經不調泛指月經的週期、經期、經色、經質的異常。包括月經期提前（先期）、月經期推後（後期）、月經先後無定期、月經量多、月經量少、經期延長。月經不調的病因很多，常見的有陽盛血熱，迫血下行；中氣虛弱，血失統攝；營血虧損，沖任血虛；氣失宣達，阻滯沖任；瘀血內停，血不歸經等。月經不調的治療重在調經治本，根據不同的病因採取不同的治療方法，補腎健脾，理氣活血，使氣血調和，陰陽相和。

當歸

性味歸經：性溫，味甘、辛。歸肝、心、脾經。

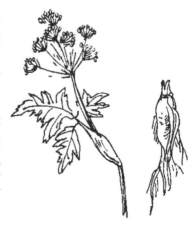

形態特徵：為傘形科多年生草本植物當歸的乾燥根。植株高達1公尺。莖直立，稍帶紫色，具明顯縱溝紋。葉互生，2～3回奇數羽狀分裂，葉片卵形，小葉3對，葉面深綠色，膜質有光澤，邊緣重鋸齒狀或缺刻，葉柄基部擴大成鞘狀，長達葉柄的一半。花白色，頂生複傘形花序，花期6～7月。雙懸果。帶有翼形附屬物；果期7～8月。

良品辨識：油潤，外皮棕黃或黃褐色、斷面色黃白、主根粗壯、質堅實、香味濃郁者為良品。

功效主治：補血調經，活血止痛，潤腸通便。用於貧血症、經前綜合症、月經不調、子宮內膜炎、附件炎、宮頸炎、盆腔炎、不孕症、血栓閉塞性脈管炎、神經痛、冠心病、慢性氣管炎、神經性皮炎、肝炎、小兒麻痺後遺症等。

解鬱調經湯

原料：柴胡、白芍、當歸、茯苓、白朮各15克，甘草6克，生薑3片，薄荷3克。

做法：水煎服。每日1劑，分早晚2次溫服。

主治：肝鬱脅痛、神疲食少或兼月經不調。

當歸茯苓湯

原料：當歸、茯苓各12克，柴胡、白芍、白朮各10克，薄荷、甘草各6克。

做法：水煎，分2次服，每日1劑。

主治：氣滯型月經不調。

當歸芝麻紅糖飲

原料：當歸尾9克，川芎、陳皮、半夏各6克，黑芝麻粉、紅糖各50克，米酒20毫升。

做法：藥材洗淨，用3碗水煎煮成1碗藥汁備用。將黑芝麻粉加入米酒及藥汁，然後加入紅糖拌勻即可。分早晚2次溫服。

主治：活血調經，祛濕化痰。

四物湯

原料：當歸、白芍各10克，川芎6克，熟地15克。

做法：水煎服。分早晚2次溫服。

主治：血虛症、月經不調、經閉不行。

香附

性味歸經：性平，味辛、微苦、微甘。歸肝、脾、三焦經。

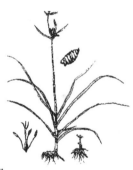

形態特徵：為莎草科多年生草本植物莎草的乾燥根莖。植株高30公分左右，地下有蔓延的匍匐莖和外皮黑色的塊莖。地上莖三角形。葉細長，叢生，深綠色，有光澤。花生於莖頂，紅褐色，花下有4～6片苞葉。果實長三稜形，成熟時灰黑色，外有褐色毛。6～7月開花。

良品辨識：個均勻、表面毛少、氣香者為良品。

功效主治：行氣解鬱，調經止痛。用於月經不調、痛經、慢性肝炎、慢性胃炎、胃及十二指腸潰瘍、婦女乳腺增生、乳腺炎等。

 香參益母湯

原料：香附、益母草各12克，丹參15克，白芍10克。

做法：水煎服。分早晚2次溫服。

主治：痛經、月經不調。

解鬱逍遙湯

原料：柴胡、當歸各6克，杭白芍15克，香附5克，川楝子10克。

做法：水煎服。分早晚2次溫服。

主治：月經不調、經量減少、經前脅肋脹痛、少腹作痛。

香附益母紅糖飲

原料：香附（炒）9克，益母草、紅糖各20克。

做法：前兩味藥煎水去渣，沖紅糖服，每日1劑，連服3～5天。

主治：月經不調。

香附雞肝

原料：雞肝100克，雞肉200克，香附10克，洋蔥2個，蘿蔔1個，芹菜、粉條、油豆腐、酒、白砂糖、醬油、雞湯各適量。

做法：1.香附切細，加水2杯，文火煎約1小時，將湯汁煎成半量時，用布濾過，留汁備用。

2.將雞肝、洋蔥切塊，蘿蔔切片，芹菜切成3～4公分長的段，粉條在熱水裡浸軟切短，油豆腐切開。

3.鍋內先用雞肉墊底，將雞肝放在雞肉上面，再將洋蔥、蘿蔔、芹菜、粉條、油豆腐鋪放在最上層，加酒3茶匙，並放入香附汁、白砂糖、醬油，加雞湯適量，先用大火煮開，繼用小火煮爛即可食用。

主治：溫經行氣。

痛經

　　女子在經期或經行前後出現下腹疼痛、腰酸或者腰骶部酸痛、下腹墜脹，甚至出現劇烈疼痛，並可伴有噁心、嘔吐、腹瀉、頭暈、冷汗淋漓、手足厥冷，影響日常工作、學習和健康者，稱為痛經。本病以青年婦女多見。

　　痛經一般分為原發性痛經和繼發性痛經兩類。原發性痛經指生殖器無器質性病變，因經血流通不暢致子宮痙攣性收縮而引發痛經，又稱功能性痛經。繼發性痛經指因生殖器官器質性病變引起的痛經，如子宮內膜異位症、急慢性盆腔炎、生殖器腫瘤等。原發性痛經婦科檢查多無異常發現。

　　中醫認為，本病多為肝腎虧虛，氣血不足、寒邪凝滯、氣滯血瘀所致，當以益氣養血、補益肝腎、活血散寒、理氣化瘀為治則。

五靈脂

性味歸經：性溫，味甘。入肝經血分。

　　形態特徵：五靈脂又名藥本、寒號蟲糞、靈脂等，分為靈脂米、靈脂塊（血靈脂、糖靈脂）兩種。靈脂米即複齒鼯鼠的乾燥糞便，靈脂塊是其糞便與尿液的混合物夾以少量砂石乾燥凝結而成的。

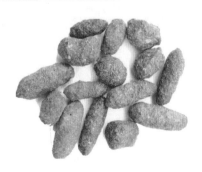

良品辨識：表面平滑或微粗糙，黑褐色。質輕鬆，撚之易碎，呈粉末狀，有柏樹葉的香氣，味微苦。

功效主治：活血散瘀，炒炭止血。用於心腹瘀血作痛，痛經，血瘀經閉，產後瘀血腹痛；炒炭治崩漏下血；外用治跌打損傷，蛇、蟲咬傷。

五靈脂紅花蒸墨魚

原料：五靈脂、桃仁各9克，紅花6克，墨魚200克，薑、蔥、鹽各5克，紹酒10克。

做法：五靈脂、紅花、桃仁洗淨；墨魚洗淨，切成5公分長、3公分寬的塊，薑切片，蔥切段；墨魚放在蒸盆中，放入鹽、紹酒、薑、蔥和五靈脂、桃仁、紅花，倒入適量清水；蒸盆置於大火上，用大氣蒸籠蒸35分鐘即可。每日1次，每次吃墨魚50克。

主治：活血祛瘀，消腫止痛。

熱性痛經方

原料：當歸、川芎、川楝子各10克，赤芍、大生地、炒五靈脂各12克，紅藤30克，敗醬草20克，炙乳香、炙沒藥各5克。

做法：上藥用清水浸泡30分鐘後煎煮30分鐘，每劑煎2次，分早晚各服1次。

主治：活血散瘀，清熱解鬱。主治熱鬱痛經，經行腹痛，通常在經行第一次腹痛甚劇，或見血塊流出則痛減。舌質紅，苔薄黃，脈弦或弦數。

延胡索

性味歸經：性溫，味辛、苦。歸肝、脾、心經。

形態特徵：為罌粟科多年生草本植物延胡索的乾燥塊莖。塊莖呈扁圓球狀，外皮灰棕色，內面淺黃色。莖直立，纖細。基生葉與莖生葉同形，基生葉互生，有長柄；2回3出複葉，全裂，末回裂片披針形或長橢圓形，全緣。總狀花序，花紫紅色，苞片闊披針形；萼片小，早落；花瓣有鋸。蒴果線形。花期4月，果期6～7月。

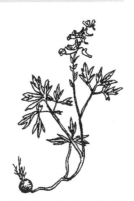

良品辨識：個大飽滿、質堅硬而脆、斷面黃色發亮、角質、有蠟樣光澤者為良品。

功效主治：活血行氣，散瘀止痛。用於各種內臟疾病所致的疼痛、神經痛、月經痛、腦震盪頭痛、外傷疼痛、冠心病、胃及十二指腸潰瘍、慢性睪丸炎、睪丸結核等。

☕ 當歸延胡丸

原料：延胡索（去皮，醋炒）、當歸（酒浸，炒）各30克，橘紅60克。

做法：共研為末，酒煮米糊和藥製梧桐子大的藥丸。每服100丸，空腹以艾醋湯送下。每日服2～3次。

主治：痛經。

延胡血餘散

原料：延胡索8克，血餘炭4克。

做法：共研為末。1日內分3次，黃酒或溫開水沖服。

主治：痛經。

延胡歸芍散

原料：延胡索、當歸、赤芍、炒蒲黃、肉桂各15克，薑黃、乳香、沒藥、木香各9克，甘草6克。

做法：共研為細末，每次6克，每日2次，用溫開水送服。

主治：痛經。

延胡香澤湯

原料：澤蘭、木防己各15克，延胡索12克，香附10克。

做法：水煎服。分早晚2次溫服。

主治：痛經。

延胡紅糖薑茶

原料：延胡索6克，桂枝9克，薑片5片，紅糖3～4匙。

做法：將藥材洗淨放入藥袋中，與薑片同放入鍋中，加水煮開後，小火煎煮20分鐘，再加入紅糖，煮沸2分鐘即可。分早晚2次溫服。

主治：溫經散寒，暖宮止痛。

閉經

　　中醫將閉經稱為經閉，多由先天不足、體弱多病；或多產房勞、腎氣不足、精虧血少、大病久病、產後失血；或脾虛生化不足、沖任血少；或情志失調、精神過度緊張；或受刺激、氣血阻滯不行；或肥胖之人多痰多濕、痰濕阻滯沖任等引起。女性如果超過18歲還沒有來月經，或未婚女性有過正常月經，但已停經3個月以上，都稱為閉經。前者叫原發性閉經，後者叫繼發性閉經。有些少女初潮距第二次月經間隔幾個月，或一兩年內月經都不規律，兩次月經間隔時間比較長，都不能算閉經。這是因為她們的生殖器官還沒有發育成熟，卵巢的功能還不完善，屬於正常的生理現象。

益母草

性味歸經：性微寒，味苦、辛。歸肝、心、膀胱經。

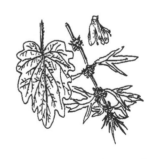

　　形態特徵：為唇形科一年或兩年生草本植物益母草的新鮮或乾燥地上部分。莖直立，方形，單一或分枝，被微毛。葉對生；葉形多種，葉有長柄，葉片略呈圓形，基部心形；最上部的葉不分裂，線形，近無柄，上面綠色，下面淺綠色，兩面均被短柔毛。花期6～8月，花多數，生於葉腋，呈輪傘狀；苞片針刺狀；花萼鐘形，花冠唇形，淡紅色或紫紅色，上下唇幾乎等長，上唇長圓形，下唇略短於上唇；果期

7～9月。小堅果褐色，三稜狀（茺蔚子），長約0.2公分。夏季旺長，花未開時，割取地上部分，曬乾。

良品辨識：質嫩、葉多、色灰綠者為良品。

功效主治：活血祛瘀，利水消腫，消腫解毒。用於月經不調、子宮脫垂、急性腎性水腫、高血壓病等。

通經湯

原料：益母草25克，當歸15克，黃芪12克，香附9克。

做法：水煎服，每日1劑。

主治：閉經。

益母紅糖飲

原料：益母草15克，紅糖30克。

做法：取益母草，加紅糖，水煎。每天1劑，連服2～4劑。

主治：閉經。

益母草紅糖雞蛋

原料：益母草30克，雞蛋2個，紅糖適量。

做法：將益母草與雞蛋一同放入鍋中，煮至蛋熟，剝去蛋殼，加紅糖再煮片刻，吃蛋，喝湯。

主治：活血化瘀，通經。

馬鞭草

性味歸經：性涼，味苦。歸肝、脾經。

形態特徵：為馬鞭草科多年生草本植物馬鞭草的全草。植株高30～80公分，莖四稜形，近基部為圓形，上有硬毛；葉對生，近於無柄；葉片圓形或倒卵形，呈不規則的羽狀分裂或具鋸齒狀，兩面均披短硬毛。6～8月開兩性花，花呈紫色或藍色，排成穗狀花序生於枝頂。萼5齒裂；花冠2唇狀5裂；雄蕊4枚，2長2短，不外露。7～10月結果，呈長圓形，苞藏於苞萼內，長約0.2公分。

良品辨識：乾燥、色青綠、常花穗、無根、無雜質者為良品。

功效主治：活血散瘀，截瘧，清熱解毒。用於瘧疾、痛經、牙周炎、咽喉腫痛、疔瘡癤腫、肝炎、肝硬化腹水。

 ## 馬鞭草湯

原料：馬鞭草30克，艾葉6克。

做法：水煎服，每日1劑。

主治：閉經。

崩漏

崩漏的病因病機中醫責之為虛、熱、瘀三種。

1.「虛」是指氣虛。典型症狀是經血顏色很淡，無血塊，多發生於青春期或更年期，為無排卵性子宮出血，此為正常生理現象；但是若發生在育齡期，多為排卵功能不良性子宮出血，為病理現象，多是由於內分泌失調所致。患者容易疲勞、頭暈、流汗、喘氣，以至於不愛說話，說話輕聲無力。

2.「熱」是指血熱。典型症狀是經血顏色鮮紅或深紅，黏稠，偶有小血塊，往往是感染所致，慢性子宮炎最為常見。睡眠不好、口乾舌燥、小便顏色黃、大便乾結不易解出，也是常見症狀。

3.「瘀」是指血瘀。典型症狀是經血顏色紫黑，黏稠而多血塊，經前會脹乳，來潮時下腹脹痛，按壓時痛得更劇烈。臨床上常有子宮內膜異位症、腫瘤等問題。

艾葉

性味歸經：性溫，味苦、辛。歸肝、脾、腎經。

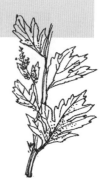

形態特徵：為菊科多年生草本植物艾的乾燥葉。全株密被白色茸毛。莖直立，上部多分枝。葉互生，3～5深裂或羽狀深裂，裂片橢圓形或橢圓狀披針形，邊緣有不規則鋸齒，上面被蛛絲狀毛，有白色密或疏腺點，下面密生白色氈毛。頭狀花序，鐘形，花帶紫紅

色，多數。邊緣膜質。瘤果橢圓狀，無毛，花期7～10月。

良品辨識：背面灰白色、香氣濃郁、質柔軟、葉厚色青者為良品。

功效主治：散寒止痛，溫經止血，理氣安胎。用於功能性子宮出血、月經不調、先兆流產、濕疹、疥癬等。

膠艾四物湯

原料：艾葉、當歸各9克，芍藥、地黃各12克，川芎、阿膠、甘草各6克。

做法：水煎服。分早晚2次溫服。

主治：崩漏下血、月經過多或妊娠下血。

芍艾歸黃湯

原料：艾葉、當歸、地黃、白芍各10克，川芎3克。

做法：水煎服。分早晚2次溫服。

主治：月經過多、妊娠下血、產後出血腹痛。

艾葉糯米紅棗粥

原料：艾葉10克，糯米150克，紅棗4顆，紅糖適量。

做法：艾葉洗淨；糯米淘淨；紅棗洗淨，去核。鍋內放入艾葉，加水300毫升，小火煎煮20分鐘，去渣取液；將艾葉藥液、糯米、紅棗同放鍋裡，加清水800毫升，大火燒沸，改小火煮35分鐘，加入紅糖拌勻即成。

主治：溫中益氣，養血止血。

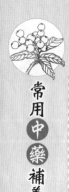

艾葉糖溜鯉魚

原料：艾葉6克，杜仲、何首烏、枸杞子各9克，鯉魚1尾，白糖200克，米醋120克，醬油、米酒各1大匙，太白粉100克，精鹽1小匙，蒜、薑、蔥各適量。

做法：1.將藥材洗淨，用3碗水煎成1碗藥汁備用。

2.鯉魚宰殺洗淨，於身體兩側每隔2.5公分各劃數刀，提起魚尾使刀口張開，將米酒、精鹽撒入刀口稍醃。

3.將藥汁、醬油、米酒、醋、白糖、精鹽、太白粉兌成芡汁。

4.在刀口處撒上太白粉後，將魚放在熱油中炸至外皮變硬，再以微火浸炸3分鐘，最後以大火炸至金黃色，撈出盛盤。

5.將已備好的芡汁下鍋煮至濃稠，再放入蔥、薑、蒜稍加拌勻，最後淋在魚身上即可。

主治：溫腎調經、固崩止漏。

茜草

性味歸經：性寒，味苦、鹹。歸肝經。

形態特徵：為茜草科多年生蔓生草本植物茜草的乾燥根及根莖。根細長，金黃色或橙紅色。莖方形，具四稜，疏生細倒刺。葉4片輪生，有長柄；卵形或卵狀披針形，先端漸尖，基部心形，全緣，葉柄、葉緣和葉反面均有細刺。秋季，梢頭葉腋開淡黃色小花，排成圓

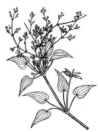

錐狀聚傘花序。結球形肉質漿果，成熟時黑色。

良品辨識：條粗大、表面紅棕色、斷面黃紅色者為良品。

功效主治：涼血止血，活血祛瘀，通經。用於吐血、衄血、崩漏下血、經閉瘀阻、外傷出血、關節痹痛、跌打腫痛。

 ## 三炭仙鶴湯

原料：茜草炭（茜草炒至表面黑色）、仙鶴草各15克，地榆炭、棕櫚炭各12克。

做法：水煎服或與雞蛋煎服。分早晚2次溫服。

主治：血崩。

 ## 茜草丹皮飲

原料：茜草15克，牡丹皮10克，荊芥炭、烏賊骨各9克。

做法：水煎服，經前1週每日1劑，連服5～7天。

主治：月經先期、量多、血色深紅。

 ## 側柏地黃湯

原料：側柏葉、生地黃各15克，墨旱蓮、茜草炭、制女貞子各10克。

做法：水煎服。分早晚2次溫服。

主治：月經過多。

陰道炎

　　陰道炎是指陰道黏膜及黏膜下結締組織的炎症，是婦科常見病。一般分為滴蟲性陰道炎和真菌性陰道炎。滴蟲性陰道炎主要表現為白帶增多，帶下為黃綠色、灰黃色，量多呈泡沫狀或米湯樣，有酸臭味、腥臭味，有時呈血性或膿性。外陰瘙癢，有蟲爬感。真菌性陰道炎是帶下呈乳白色凝塊狀，如豆腐渣樣，外陰奇癢或刺痛。

蛇床子

性味歸經：性溫，味辛、苦。歸脾、腎經。

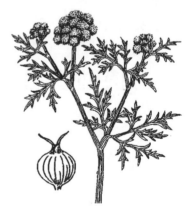

形態特徵：為傘形科一年生草本植物蛇床的乾燥成熟果實。根圓錐狀細長，莖直立，高10～50公分，中空，表面有縱細稜。葉互生，2～3回羽狀全裂，末回裂片線形或線狀披針形，邊緣及葉脈粗糙，兩面無毛。4～7月開花，花白色，排成複傘形花序生於枝頂或側生；總苞片6～10片，線形，邊緣有細睫毛；小總苞片多數，線形，邊緣有細睫毛；萼齒不明顯；花瓣5片；雄蕊5枚。6～10月結果，果實長圓形，長約0.3公分，寬約0.2公分，有5稜，果稜翅狀。

良品辨識：籽粒飽滿、色黃綠，手搓之有辛辣香氣者為良品。

功效主治：溫腎壯陽，燥濕殺蟲。用於男性陽痿、婦女陰癢、皮膚瘙癢、濕疹等。

蛇白湯外用方

原料：蛇床子、白鮮皮、黃柏各50克，荊芥、防風、苦參、龍膽草各15克，薄荷1克。

做法：水煎熏洗，每日2次。

主治：婦女陰癢。

蛇床子外用藥

原料：蛇床子50克，白礬10克。

做法：煎湯頻洗。

主治：婦女陰癢。

蛇床子苦參外用方

原料：蛇床子30克，川椒10克，白礬9克，苦參20克。

做法：水煎，熏洗患部，每日2次。

主治：滴蟲性陰道炎。

蛇床子花椒外用方

原料：花椒、蛇床子各30克，藜蘆、吳茱萸各15克，明礬20克。

做法：水煎，熏洗、坐浴。每日1次。

主治：婦女陰癢。

百部

性味歸經：性微溫，味甘、苦。歸肺經。

形態特徵：為百部科多年生草本植物百部的乾燥塊根。植株高60～90公分。塊根肉質，紡錘形，黃白色，幾個或數十個簇生。莖下部直立，上部蔓生狀。葉4片輪生（對葉百部對生），葉柄長，葉片卵狀披針形，長3.5～5公分，寬2～2.5公分，寬楔形或截形，葉脈5～7條。5月開花，總花梗直立，絲狀，花被4片，淺綠色，卵形或披針形，花開後向外反卷；雄蕊紫色。蒴果呈卵形，種子紫褐色。

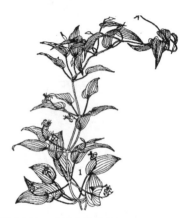

良品辨識：根粗壯、質堅實、色黃白者為良品。

功效主治：潤肺止咳，殺蟲，止癢。用於肺結核、急慢性支氣管炎、百日咳、蟯蟲病、體癬、股癬等。

🍵 外洗方

原料：淫羊藿、蛇床子、地膚子、何首烏、當歸、百部、蟬蛻各15克，赤芍、黃柏、龍膽草、金銀花各10克。

做法：水煎，取液，坐浴。每日1劑，每日2次，每次20分鐘。7日為1個療程。通常連用1～3個療程可治癒。

主治：陰道炎。

不孕症

育齡夫婦同居兩年以上，因女方病理原因而不能生育的，稱為女子不孕。女子不孕分為原發性不孕和繼發性不孕。有正常性生活、配偶生殖功能正常，未避孕而不受孕者為原發性不孕；如果曾一度懷孕，但此後未能受孕為繼發性不孕。女性不孕的原因有輸卵管堵塞、子宮發育不全、卵巢功能不全和免疫因素等。此外，嚴重的生殖系統發育不全或畸形、全身性疾病、營養缺乏、內分泌紊亂、肥胖症、神經系統功能失調等，也會影響卵巢功能和子宮內環境而導致不孕。

仙茅

性味歸經：性熱，有毒，味辛。歸腎、肝、脾經。

形態特徵：為石蒜科多年生草本植物仙茅的乾燥根莖。植株高10～40公分，根莖長，可達30公分，圓柱形，肉質，外皮褐色；根粗壯，肉質。葉基生，3～6片，狹披針形，長10～25公分，基部下延成柄，向下擴大成鞘狀，有散生長毛。花莖極短，藏於葉鞘內，花被下部細長管狀，上部6裂，黃白色。蒴果橢圓形，種子球形。

良品辨識：身乾、粗壯、質硬、色黑者為良品。

功效主治：補腎壯陽，散寒除痹。用於性功能減退、風濕性關節炎、更年期高血壓等。

不孕二仙湯

原料：仙茅、仙靈脾、肉蓯蓉、巴戟天各10克。

做法：水煎服。分早晚2次溫服。

主治：女子不孕。

蛇床子苦參外用方

原料：蛇床子30克，川椒10克，白礬9克，苦參20克。

做法：水煎，熏洗患部，每日2次。

主治：滴蟲性陰道炎。

菟絲寄生丸

原料：炒菟絲子40克，桑寄生、續斷、阿膠各20克。

做法：共研為粉末，煉蜜為丸。每次10克，每日2次。

主治：滑胎不孕。

仙茅羊肉湯

原料：仙茅9克，巴戟天6克，羊肉500克，生薑30克，蔥白4根，
米酒1碗，胡椒粉、精鹽各少許。

做法：羊肉汆燙去血水，洗淨備用；仙茅、巴戟天洗淨放入藥袋
中備用；蔥切段，薑拍碎。鍋中加入10碗水，再放羊肉、
藥袋、米酒、蔥、薑，以小火燉1.5小時至羊肉爛熟，最後
酌加精鹽、胡椒粉調味即可。

主治：溫腎，養宮，助孕。

海馬

性味歸經：性溫，味甘。歸肝、腎經。

形態特徵：為海龍科動物線紋海馬的乾燥
體。海馬產於南海，外形如馬，長16～19公分，
屬於蝦類，背弓起，有竹節紋。雌者為黃色，雄
者為青色。

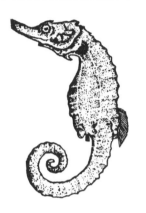

良品辨識：個大、色白、體完整、堅實、
潔淨者為良品。

功效主治：溫腎壯陽，散結消腫。用於陽
痿、遺尿、腎虛作喘、癥瘕積聚、跌打損傷，外
治癰腫疔瘡。

🥣 核桃瘦肉海馬煲

原料：核桃仁30克，海馬20克，豬瘦肉400克，紅棗4枚，生薑3
片，精鹽、醬油各適量。

做法：核桃仁去衣，紅棗去核，均洗淨，稍浸泡；海馬洗淨，溫
水稍浸泡；豬瘦肉洗淨，整塊不刀切。將核桃仁、紅棗、
海馬和豬瘦肉一起與生薑放進瓦煲內，加入清水約10碗，
大火煲沸後，改小火煲約2小時，調入適量精鹽即可。核
桃仁、豬瘦肉等可撈起拌入醬油，佐餐食用。

主治：海馬補腎壯陽、調理血氣，核桃亦有補腎固精、益氣養血
、補腦益智、溫肺止咳、潤燥化痰的作用。合而為湯，共
達溫腎壯陽之效。

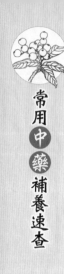

更年期綜合症

更年期綜合症也稱為「圍絕經期綜合症」，未必都發生在50多歲停經時，也有的可能早在40多歲。當卵巢功能開始退化時，女性就開始進入到圍絕經期，就會出現潮熱，情緒易怒，失眠等。這種不舒服的感覺可能維持數月或數年之久。

以中醫的觀點，更年期的症狀多歸為腎陰虛火旺。治療上，以滋腎養陰、清熱涼血為主。

其主要症狀，可分為以下幾類。

1.精神方面：容易情緒低落，易發脾氣、憂鬱、失眠。

2.自主神經失調：易心悸、盜汗，臉、頸、胸常覺得灼熱、潮紅，倦怠、頭痛、眩暈、耳鳴、四肢冰冷。

3.皮膚、乳房退化：全身肌膚保濕度不如以往，變得乾燥、缺乏光澤；乳房因為乳腺脂肪組織減少，開始出現下垂和萎縮。

4.生殖道、泌尿道退化：陰道表皮萎縮，容易瘙癢，性交後常疼痛；尿道表皮也萎縮，容易尿頻或尿失禁。

5.骨質疏鬆：因雌激素減少，致使骨骼密度降低，容易骨折，或經常腰酸背痛、關節退化、肌肉抽搐、不耐久站久坐久行。

6.月經紊亂：經期不準，血量忽多忽少，最終停經。

上述種種症狀，究其原因，是卵巢功能衰退導致激素缺乏所致。通過檢查，可以得知雌激素和腦垂體分泌激素的情況，可判斷是否進入更年期。

何首烏

性味歸經：性微溫，味苦、甘、澀。歸肝、心、腎經。

形態特徵：為蓼科植物何首烏的乾燥塊根。多數地區有野生。3～4月生苗，然後蔓延在竹木牆壁間。莖為紫色，葉葉相對，像薯蕷但沒有光澤。夏秋季開黃白花，如葛勒花。種子有稜角，似蕎麥但細小，和粟米差不多。秋冬季採根，大的有拳頭大，各有5個稜，瓣似小甜瓜，有赤色、白色兩種，赤色為雄性，白色為雌性。8～9月採花，九蒸九曬，可以當糧食。

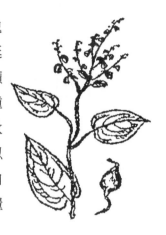

良品辨識：以切面黃褐色、質地堅硬、不易折斷者為佳。

功效主治：補益精血，固腎烏鬚。用於肝腎不足、精血虧虛、瘡癰腫毒、腸燥便秘等。

何首烏粥

原料：何首烏30克，粳米100克，大棗3枚，冰糖少許。

做法：將何首烏放入砂鍋內，加水煎，去渣留汁；粳米淘洗後，放入砂鍋內；大棗、冰糖也放入砂鍋內，將砂鍋置武火上燒沸，改文火煮熟即成。

主治：益腎抗老，養肝補血，補腎美容。

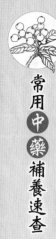
二地更年湯

原料：生地、熟地、茯苓、山藥、何首烏、仙茅各12克，澤瀉、
山萸肉、丹皮各9克。

做法：水煎2次，分2次服，每日1劑。

主治：更年期綜合症。

生地山藥湯

原料：生地、山藥各15克，枸杞子、女貞子、山萸肉、白芍、首
烏各12克，丹皮、茯苓、澤瀉各10克，生龍30克。

做法：水煎，每日1劑，分2次服。

主治：滋補肝腎，育陰潛陽。適用於肝腎陰虛型更年期綜合症。

何首烏雞湯

原料：何首烏9克，枸杞子15克，大棗5枚，烏骨雞腿1隻，老薑2
片，精鹽1小匙，米酒2大匙，芝麻油少許。

做法：1.藥材洗淨備用。

2.將烏骨雞腿洗淨，剁塊後放入湯碗中，再放入何首烏、枸
杞子、大棗、老薑片、米酒，碗中注入八分滿的水。

3.湯碗口以保鮮膜封住，再將湯碗放入電鍋中，外鍋加1杯
水，按下電源，待電源開關跳起後再燜15分鐘。

4.拆開湯碗口的保鮮膜後，加入精鹽及芝麻油調味即可。

主治：滋腎養陰，寧心安神。

黑芝麻

性味歸經：性平，味甘。歸肝、腎、大腸經。

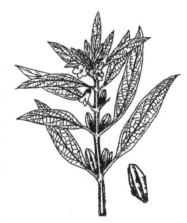

形態特徵：為芝麻科一年生草本植物芝麻的乾燥成熟種子。全株高約1公尺，有短柔毛。莖直立，四稜形。葉對生或上部互生，單葉；葉片卵形、長圓形或披針形，長5～14公分，先端尖，基部楔形，邊緣近全緣或疏生鋸齒，接近莖基的葉常掌狀3裂，兩面有柔毛，葉脈上的毛較密。6～8月開花，花白色，常雜有淡紫色或黃色，單朵或數朵生於葉腋；花萼5裂；花冠唇形。8～9月結果，呈4稜、6稜或8稜，長筒狀。種子扁卵圓形，表面黑色，平滑或有網狀皺紋，一端尖，另一端圓，富含油性。

良品辨識：以個大色黑、飽滿無雜質者為佳。

功效主治：補肝腎，益精血，潤腸燥。用於精血虧虛、腸燥便秘。

🍵 桑麻丸

原料：桑葉100克，黑芝麻200克。

做法：共為丸。每服6克，日服2次。

主治：肝腎虧虛、頭暈眼花、大便秘結。

黑芝麻桑葉散

原料：黑芝麻、桑葉各10克。

做法：研細粉，蜜糖適量調服。每日3次，每次服10克。

主治：肝腎虧虛、頭暈、眼花、耳鳴。

 ## 黑芝麻燉豬蹄

原料：黑芝麻30克，豬蹄1隻，料酒、蔥各10克，薑5克，精鹽、味精各 2克。

做法：將黑芝麻洗淨，去雜質；豬蹄洗淨，去毛，剁成3公分見方的塊；薑拍鬆，蔥切段。將黑芝麻、豬蹄、薑、蔥、料酒同放燉鍋內，加入清水800毫升，置武火上燒沸，再用文火燉45分鐘，加入精鹽、味精調味即成。

主治：補血、通乳、美容、烏髮、降壓。

產後缺乳

一般情況下，婦女分娩後即開始分泌乳汁。產後1～2天，每日泌乳量不超過100毫升，第3天增多，第4天突增。一般正常泌乳量平均每晝夜為1000～1500毫升，足夠嬰兒需要；但有的產婦乳汁分泌平均每晝夜僅400～500毫升，或更少，不能滿足嬰兒需要，這種情況即為「產後缺乳」。

中醫認為，產後缺乳可分為虛、實兩種，虛者氣血虛弱，或脾胃虛弱，或分娩時失血過多，致使氣血不足，影響乳汁分泌；實者肝鬱氣滯，氣機不暢，脈道阻滯，致使乳汁運行受阻。

王不留行

性味歸經：性平，味苦。歸肝、胃經。

形態特徵：為石竹科一年生或兩年生草本植物麥藍菜的乾燥成熟種子。莖直立，高30～70公分，圓柱形，節處略膨大，上部呈二叉狀分枝。葉對生，無柄，卵狀披針形或線狀披針形，先端漸尖，基部圓形或近心形，全緣。頂端聚傘花序，疏生，花柄細長，下有鱗片狀小苞2枚，後萼筒中下部膨大，呈稜狀球形；花瓣5片，分離，淡紅色，倒卵形，先端有不整齊的小齒；蒴果廣

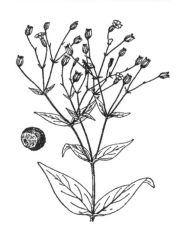

卵形，包在萼筒內。花期4～5月，果期6月。

良品辨識：乾燥、子粒均勻、充實飽滿、色烏黑、無雜質者為良品。

功效主治：行血通經，下乳消腫。用於經閉、乳汁不通、難產、癰腫等。

 ## 通乳方

原料：潞黨參、炒白朮、當歸身、炮山甲、王不留行各10克，炙黃芪12克，川芎、通草、陳皮各6克。

做法：水煎2次，分2次服，每日1劑。

主治：產後缺乳。

湧泉散

原料：炮甲珠、王不留行、瞿麥、麥冬、生龍骨各等份。

做法：共研為細末。每次服3克，每日服3次。

主治：乳汁不通。

第五節 兒科疾病

麻疹

　　麻疹是兒童最常見的急性呼吸道傳染病之一，常伴有劇癢、發熱、腹痛、腹瀉等。對於免疫力差的小兒來說，感染麻疹病毒後，在10天左右開始發病，先有高熱、畏光、眼睛充血、流淚、咳嗽及打噴嚏等類似感冒的症狀；發熱3天後，在口腔內側的黏膜上便可看到「麻疹黏膜斑」，這是麻疹最早的特徵之一；當黏膜斑出現後的第2天，全身便會出現細小的淡紅色斑丘疹，並伴有逐漸增多的趨勢。出疹的順序是先在耳後髮際，漸漸蔓延到前額、面部、頸部、軀幹、四肢，最後到手掌、腳底。此時，若不及時就診，很有可能導致肺炎的發生。

胡荽

性味歸經：性溫，味辛。歸肺、脾經。

形態特徵：為傘形科一年生草本植物芫荽的全草。全體無毛，有強烈的香氣。主根細長紡錘形，多鬚根。莖直立，中空，高20～60公分，有縱向條紋。基生葉有長柄，1～2回羽狀全裂，裂片寬卵形或扇形；莖生葉互生，2～3回羽狀全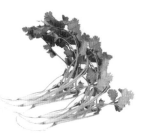

裂，末回裂片狹條形，先端鈍、邊緣全緣。4～7月開花，花小，白色或淡紫色，排成複傘形花序生於枝頂；7～9月結果，果實近球形，表面黃棕色，有較明顯的縱向稜線，有香味、微辣。全草於春季採收，陰乾備用；果實秋季採收，曬乾備用。

良品辨識：色帶青、香氣濃厚者為良品。

功效主治：發汗透疹，消食下氣，健胃，消炎。用於麻疹透發不暢或透而復發、肉類食物中毒、消化不良、痔瘡腫痛、肛門脫垂。

胡荽葛根湯

原料：胡荽、檉柳、葛根各9克。

做法：水煎服。每日1劑，早晚2次分服。

主治：麻疹初起。

鮮胡荽外用方

原料：鮮胡荽（香菜）150克。

做法：加水煎湯，第1煎內服，第2煎擦洗全身，每日2次。

主治：小兒麻疹。

牛蒡子

性味歸經：性寒，味辛、苦。歸肺、胃經。

形態特徵：為菊科二年生草本植物牛蒡的乾燥成熟果實。植株高1～1.5公尺。主根肥大肉質。根生葉叢生，闊卵形，長40～50公分；莖上部的葉逐漸變小，葉片表面有縱溝，反面密生灰白色短絨毛，邊緣稍帶波狀或齒牙狀。頭狀花紫色，生枝梢，苞片披針形或線形，先端延長而成鉤狀針刺，多列，向四方開散，成為鉤刺的 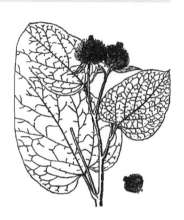 圓球。瘦果長圓形，稍彎曲，略呈三稜形，灰褐色。果實入藥，秋季採收，曬乾。

良品辨識：果實均勻、飽滿、富含油性、無雜質者為良品。

功效主治：疏風散熱，宣肺透疹，解毒利咽。用於流感、急性咽炎、喉炎、扁桃體炎、腮腺炎、蕁麻疹、瘡癤腫痛等。

🍵 金銀蘆根湯

原料：蘆根12克，金銀花、連翹、牛蒡子、杏仁各6克，紫草、薄荷（後下）、葛根、桑葉各4.5克，紅花3克，蟬蛻、燈心草各2.4克。

做法：水煎服。分早晚2次溫服。

主治：小兒麻疹。

連翹牛蒡散

原料：連翹、牛蒡子各6克，綠茶1克。

做法：研末，用沸水沖泡，每日1劑，代茶飲。

主治：小兒麻疹。

牛蒡子蘆根湯

原料：牛蒡子、胡荽子、前胡各3克，浮萍5克，蘆根15克。

做法：水煎服。分早晚2次溫服。

主治：小兒麻疹初期。

麻杏石甘湯

原料：生石膏20克，杏仁、魚腥草、桔梗各12克，百部、前胡各10克，麻黃、甘草各6克。

做法：煎湯。分早晚2次溫服。

主治：宣肺開閉，清熱解毒。治療小兒麻疹。

百日咳

　　百日咳俗稱雞咳、鷺鷥咳。新生兒及嬰幼兒患者易發生窒息而危及生命。死亡病例中40％為5個月以內的嬰幼兒。全年均可發病，以冬春季節為多，可延至春末夏初，甚至高峰在6～8月三個月份。患者及無症狀帶菌者是傳染源，從潛伏期到第6周都有傳染性，通過飛沫傳播。人群對本病普遍易感，約2/3的病例是7歲以下小兒，尤以5歲以下者居多。

桑葉

性味歸經：性寒，味苦、甘。歸肺、肝經。

　形態特徵：為桑科落葉喬木桑樹的乾燥葉。樹高3～7公尺。嫩枝有柔毛，葉互生，卵形或橢圓形，邊緣有粗鋸齒；穗狀花序，生於葉腋，與葉同時生出；花小，黃綠色。聚合果密集成短穗狀，腋生，肉質，有柄，橢圓形，熟時紫色或黑色，酸甜可食，稱為桑葚。嫩枝為桑枝，根皮為桑白皮。

　良品辨識：葉片完整、大而厚、色黃綠、質脆、無雜質者為良品。

　功效主治：疏散風熱，清肺潤燥，清肝明目。用於風熱感冒、肺熱燥咳、頭痛頭暈、目赤昏花。

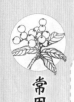

🍵 桑葉枇杷湯

原料：鮮桑葉、百部各15克，枇杷葉9克。

做法：水煎服，每日1劑。

主治：百日咳。

🍵 車前蘆根湯

原料：金銀花、桑白皮、百部各5克，白茅根、車前子各10克，
蘆根6克，淡竹葉3克。

做法：水煎服，每日分早晚2次溫服。連服3～4日。

主治：預防百日咳。

羅漢果

性味歸經：性寒，味苦、甘。歸肺、肝經。

形態特徵：為葫蘆科植物羅漢果的乾燥
果實。嫩莖暗紫色，有白色和黑褐色短柔毛，
嫩枝葉折斷有淺紅色汁液溢出。根塊狀。卷鬚
側生於葉柄基部，葉互生，單葉；葉片卵形，
先端尖，基部心形，邊緣全緣或有不整齊的小
鈍齒，葉面有短柔毛，葉脈上的毛較密，嫩葉
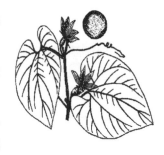
通常暗棕紅色，密佈紅色腺毛，沿葉脈密生短柔毛；6月開花，雌雄異
株；花淡黃而微帶紅色，排成總狀花序生於葉腋；8～9月結果，果實卵

形、橢圓形或球形，長4.5～8.5公分，果皮薄，密生淡黃色柔毛，嫩時深棕紅色，成熟時青色，內含多數種子。種子扁平圓形，淡黃色，邊緣有槽。

良品辨識：個大、完整、搖之不響、色黃褐者為良品。

功效主治：清熱潤肺，滑腸通便。用於百日咳、急慢性氣管炎、咽喉炎、肺結核之咳血、肺虛咳嗽等。

羅漢果茶

原料：綠茶1克，羅漢果20克。

做法：羅漢果加水300毫升，煮沸5分鐘後放入綠茶即可。每日1劑，分3～5次飲。

主治：百日咳、風熱咳嗽不止。

羅漢果柿餅飲

原料：羅漢果半個，柿餅3個，冰糖少許。

做法：上藥加水3碗，煎至一碗半，加冰糖，每日服3次。

主治：小兒百日咳。

羅漢果粥

原料：羅漢果1個，豬瘦肉末50克，粳米100克，各種調料適量。

做法：羅漢果切片，和粳米、豬瘦肉末一起熬至黏稠時，加鹽、味精、芝麻油調味。食粥，每日1次。

主治：清熱化痰，止咳。

小兒疳積

疳積是脾胃消化功能障礙引起的臟腑失養，形體消瘦，飲食量減少，影響小兒生長發育，為病程較長的一種慢性疾病。積和疳在程度上有一定區別。積是內傷乳食，積而不消，致氣滯不行所形成的一種胃腸疾患。疳有「甘」和「乾」的意義，「甘」指飲食過分肥甘厚膩，損傷脾胃；「乾」是由此所產生的身體乾瘦。由此可見，積是疳的開始，疳是積的發展。所以這裡疳與積一起討論。主要臨床表現為形體消瘦，肌肉鬆弛，面色、皮膚色澤不華，毛髮稀疏，大便不正常，厭食、嗜異食，肚腹膨脹，精神異常，萎靡不振，煩躁不寧，脾氣急躁，揉眉抒眼，咬牙嚼異物。嚴重患兒，呈老人貌，骨瘦如柴。

麥芽

性味歸經：性平，味甘。歸脾、胃、肝經。

形態特徵：為禾本科植物大麥的成熟果實經發芽乾燥的炮製加工品。取成熟飽滿的大麥，冷水浸泡一天，撈出置筐內，上蓋蒲包，每天灑溫水2～3次，待芽長至1～1.5公分時，取出，低溫乾燥。生用或微炒黃用（微炒對澱粉酶活性無影響，炒至深黃、炒焦則會降低酶的活性）。發芽後麥粒仍呈梭形，下端有鬚根數條，芽乾後已萎縮。

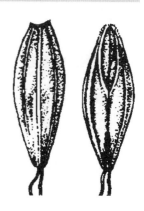

良品辨識：質充實、色黃、粒大、有胚芽者為良品。

功效主治：行氣消食，健脾開胃，退乳消脹。用於食積不化、嘔吐泄瀉、消化不良、婦女回乳等。

☕ 小兒消疳湯

原料：太子參、炒扁豆、蓮子肉、麥芽、神曲、懷山藥、使君子各9克，陳皮5克。

做法：水煎服。每日1劑，分早晚2次溫服。

主治：小兒營養不良。

☕ 麥芽蒼朮散

原料：炒大麥芽、蒼朮各100克，白糖適量。

做法：研細末，每次服3～10克，每日2次，用白糖適量，開水沖服。

主治：積滯型小兒疳積。

☕ 消疳飲

原料：黨參、白朮、茯苓、山楂、麥芽各6克，春砂仁3克（後下），大棗3枚（去核）。

做法：水煎2次，分3次服，每日1劑。

主治：脾胃虛弱型疳積。

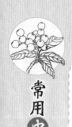

蘆薈

性味歸經：性寒，味苦。歸肝、大腸經。

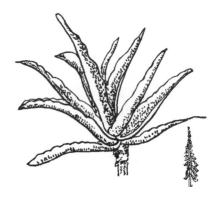

形態特徵：為百合科肉質植物蘆薈葉的汁液濃縮乾燥物。多年生常綠草本，多栽培於庭園中。莖極短，有匍枝。葉叢生於莖上，肉質，多汁；葉片披針形，肥厚，邊緣有刺狀小齒。夏、秋季開花，花葶高50～90公分，花下垂，紅黃色，帶斑點。蒴果三角形，室背開裂。四季可採。

良品辨識：色黑綠、質脆、有光澤、氣味濃者為良品。

功效主治：清肝熱，通便。可注便秘、小兒疳積、驚風。外用治濕癬。

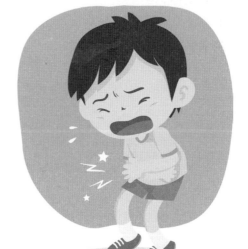

蘆薈散

原料：蘆薈、使君子各等份。

做法：共研為細粉，每日2次，每次3～6克，米湯調下。外用治濕癬。

主治：小兒疳積。

蘆薈丸

原料：胡黃連、黃連、蘆薈、木香、白雷丸、青皮、鶴虱草、白蕪荑（炒）各30克，麝香9克。

做法：將上藥研為細末，蒸餅為丸，如麻子大，每服3克，每日2～3次，空腹時用米湯送服。

主治：小兒疳積。

蘆薈茶

原料：蘆薈肉20克，蜂蜜10克，綠茶茶葉5克。

做法：將蘆薈肉切條加入蜂蜜攪拌均勻，製成蘆薈蜜備用；用70℃左右的溫水迅速沖泡綠茶，之後取洗茶後的第一道濃茶水，和蘆薈蜜、適量冰塊調勻即可。

主治：小兒疳積。

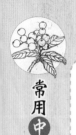

小兒遺尿

遺尿俗稱尿床，是一種夜間無意識的排尿現象。小兒在3歲以內由於腦功能發育未全，對排尿的自控能力較差；學齡兒童也常因緊張疲勞等因素偶爾遺尿，均不屬病態。超過3歲，特別是5歲以上的兒童經常尿床，輕者數夜1次，重者1夜數次，可能是疾病狀態的遺尿，父母應注意。本病多見於小兒先天性隱性脊柱裂、先天性腦脊膜膨出、腦發育不全、智力低下、癲癇發作、脊髓炎症和泌尿系感染及尿道受蟯蟲刺激等。生理性遺尿不需藥物治療，如是疾病引起的遺尿則應從治療原發病著手。

雞內金

性味歸經：味甘，性平。歸脾、胃、小腸、膀胱經。

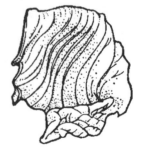

形態特徵：為雉科動物家雞的乾燥沙囊內壁。殺雞後取出雞肫，趁熱剖開，剝取內壁，洗淨，曬乾。藥材為不規則卷片，厚約0.2公分，表面黃色、黃綠色或黃褐色，薄而半透明，具明顯的條狀皺紋，質脆，易碎，斷面角質樣，有光澤，氣微腥，味微苦。

良品辨識：個大、色黃、完整、少破碎者為良品。

功效主治：健胃消食，澀精止遺。用於食積不消、嘔吐瀉痢、小兒疳積、遺尿、遺精。

小麥龍骨湯

原料：炒雞內金9克（研粉，沖服），炙桑螵蛸4克，煅龍骨12克，浮小麥15克，炙甘草6克。

做法：水煎服。每日1劑，分早晚2次溫服。

主治：小兒遺尿、成人尿頻。

韭菜子

性味歸經：性溫，味辛、甘。歸肝、腎經。

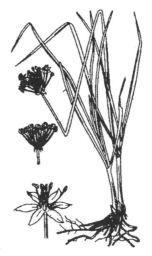

形態特徵：為百合科多年生草本植物韭菜的乾燥成熟種子。植株高20～35公分，具有強烈的特殊氣味。根莖橫臥，生多數鬚根，上有1～3個叢生的鱗莖，呈卵狀圓柱形。葉基生，長線形，扁平，先端尖銳，邊緣粗糙，全緣，光滑無毛，深綠色。花莖自葉叢抽出，三稜形；6～7月開花，白色。7～9月結果，蒴果倒心狀三稜形，綠色，種子黑色，扁平，略呈半卵圓形，邊緣具稜。

良品辨識：色黑、飽滿、無雜質者為良品。

功效主治：補肝腎，暖腰膝，壯陽固精。用於陽痿夢遺、小便頻數、遺尿、瀉痢、帶下等。

韭菜子餅

原料：韭菜子、白麵粉各適量。

做法：將韭菜子研成細粉，和入白麵粉少許，加水揉做餅蒸食。

主治：溫腎壯陽。治療小兒腎氣不足之遺尿。

韭菜子粥

原料：韭菜子10克，粳米50克。

做法：將韭菜子洗淨，炒熟，置於鍋內，放入粳米，倒入清水250毫升，煮至成粥即可。趁熱分次食用。

主治：壯陽固精，溫暖腰膝。主治小兒遺尿。

小兒夜啼

　　小兒夜啼症，病如其名，指嬰幼兒在夜間哭鬧（白天正常）。區別於正常孩童的夜間哭叫（過飽、過饑等），本症患兒通常是持續的每晚啼哭，如定時鬧鈴般，有的患兒甚至通宵達旦啼哭。患病年齡集中在初生到3歲以內。導致患兒出現夜啼症的原因有許多，例如急性中耳炎、蟯蟲病、軟骨病、消化不良等，有原發病的夜啼基本上在治癒病症後夜啼就會隨之消失。

燈心草

性味歸經：性微寒，味甘、淡。歸心、肺、小腸經。

　　形態特徵：為燈心草科多年生草本植物燈心草的乾燥莖髓。植株高40～100公分。根莖橫走，具多數鬚根。莖圓筒狀，外具明顯條紋，淡綠色。無莖生葉，基部具鞘狀葉，長者呈淡赤褐色或黑褐色，短者呈褐色，有光澤。複聚傘花序，假側生，由多數小花密集聚成簇；花淡綠色，具短柄；裂片披針形，背面被柔毛，邊緣膜質，縱脈2條；花柱不明顯，柱頭3枚。蒴果卵狀，三稜形或橢圓形，先端鈍，淡黃褐色。種子多數斜卵形。花期5～6月，果期7～8月。

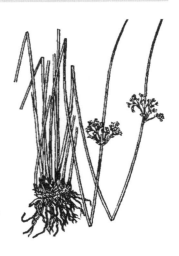

常用中藥補養速查

良品辨識：色白、條長、粗細均勻、有彈性者為良品。

功效主治：清心降火，利尿通淋。用於淋病、水腫、小便不利、心煩不寐、小兒夜啼、喉痹等。

燈心炭方

原料：燈心草適量。

做法：燒炭研末，塗母親乳頭上餵之。

主治：小兒夜啼。

瀉心導赤餅

原料：木通2.5克，生地4.5克，黃連、甘草、燈心草1.5克。

做法：上藥共研細末，加白蜜熱水調和成餅。敷貼兩手心勞宮穴上。

主治：清心瀉火。適用於小兒夜啼。

木通生地湯

原料：木通、生地各6克，燈心草0.5～1克，梔子9克。

做法：水煎服。每日1劑，分早晚2次溫服。

主治：小兒夜啼。

川木通

性味歸經：性寒，味苦。歸心、小腸、膀胱經。

形態特徵：為毛茛科植物川木通或繡球藤的乾燥藤莖。常綠攀緣灌木，高5公尺。莖紅紫色或黃褐色，有條紋。複葉對生；葉柄長3～7公分；小葉片革質，卵狀披針形或卵狀長方形，先端長尖，基部圓形或心形，全緣。圓錐花序，腋生、頂生，基部圍以長方形鱗片；花直徑約3公分；花萼白色，花瓣狀，長方形或倒卵狀長方形，先端鈍；瘦果扁卵圓形，長0.3公分，有羽狀毛。

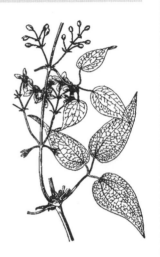

良品辨識：條粗、色黃白者為良品。

功效主治：清心利尿，通經下乳。用於急性尿道感染、口舌生瘡、心煩、腎性水腫、乳汁不通。

☕ 導赤散

原料：生地黃、木通、生甘草梢、竹葉各6克。

做法：上藥共研為末，每服9克，水一盞，入竹葉同煎至五分，食後溫服。每日1劑，分早晚2次溫服。

主治：清心養陰，利水通淋。主治小兒夜啼。

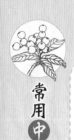

小兒驚厥

驚厥又稱抽風、驚風，是小兒時期較常見的危急症狀，各年齡小兒均可發生，尤以6歲以下兒童多見，特別多見於嬰幼兒。多由高熱、腦膜炎、腦炎、癲癇、中毒等所致。驚厥反復發作或持續時間過長，可引起腦缺氧性損害、腦水腫，甚至引起呼吸衰竭而死亡。本病初發的表現是意識突然喪失，同時有全身的或局限於某一肢體的抽動，還多伴有雙眼上翻、凝視或斜視，也可伴有吐白沫和大小便失禁。新生兒期可表現為輕微的全身性或局限性抽搐，如凝視、面肌抽搐、呼吸不規則等。中醫學認為驚厥是驚風發作時的症候。

鈎藤

性味歸經：性涼，味甘。歸肝、心包經。

形態特徵：為茜草科木質藤本植物鈎藤及其同屬多種植物的乾燥帶鈎莖枝。枝條四稜狀或圓柱狀，光滑無毛。常在葉腋處著生鈎狀向下彎曲的變態枝，鈎對生，淡褐色至褐色。葉對生，卵狀披針形或橢圓形，托葉1對，2深裂，線形。頭狀花序，球形，頂生或腋生；花萼管狀；花冠黃色，漏斗形。蒴果有宿存花萼。花期5～7月，果期10～11月。

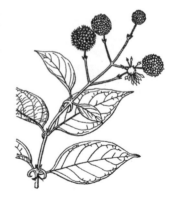

良品辨識：雙鉤齊、莖細、鉤大而結實、光滑、色紫紅、無枯枝鉤者為良品。

功效主治：清熱平肝，熄風定驚。用於頭痛眩暈、感冒夾驚、驚癇抽搐、妊娠子癇等。

鉤藤散

> **原料**：薄荷3克，燈心草1.5克，鉤藤10克，朱砂1.5克，全蠍3克。
>
> **做法**：共研為細末，3歲以下每次服0.2克，3～5歲每次服0.3克，每日服3次。
>
> **主治**：小兒驚厥。

鉤藤蟬蛻湯

> **原料**：鉤藤、蟬蛻各3克，薄荷1克。
>
> **做法**：水煎服，每日1劑。
>
> **主治**：小兒驚風、夜啼。

僵蠶

性味歸經：性平，味鹹、辛。歸肝、肺、胃經。

形態特徵：為蠶蛾科昆蟲家蠶4～5齡的幼蟲感染（或人工接種）白僵菌而致死的乾燥體。家蠶圓筒形，灰白色，有暗色斑紋，頭小而堅硬；除頭部外，軀幹由13個環節組成，前3

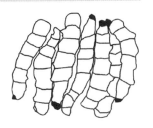

個環節為胸部，後10個環節為腹部；胸足3對，腹足4對，尾足1對。體內有絲腺，能分泌絲質，吐絲作繭。

良品辨識：蟲體條粗、質硬、色白、斷面光亮者為良品。表面無白色粉霜、中空者不可入藥。

功效主治：祛風定驚，化痰散結。用於驚風抽搐、咽喉腫痛、皮膚瘙癢、頜下淋巴結炎、顏面神經麻痹。

僵蠶甘草湯

原料：僵蠶、甘草各5克，綠茶1克，蜂蜜25克。

做法：僵蠶、甘草加水400毫升，煮沸10分鐘，加入綠茶、蜂蜜。分3～4次徐徐飲下，可加開水複泡再飲，每日1劑。

主治：小兒驚風。

蠶白糖水

原料：僵蠶、白糖各10克，蟬蛻6克。

做法：將蟬蛻、僵蠶一同放入鍋中，倒入適量清水煎煮；水沸後，過濾掉雜質，取汁液，調入白糖。在兩次驚厥期間餵給孩子吃，如果發病比較嚴重，可適當加大劑量。

主治：降低幼兒體溫，定驚止搐。主治突發性抽搐。

僵蠶散

原料：僵蠶15克，羌活30克，麝香1.5克。

做法：上藥共研為末。2歲小兒每服1.5克，薑汁少許調和，沸湯浸服；又以菖蒲末於舌根上頻用之。

主治：小兒驚風，不語失音，關格不通，精神昏瞶。

小兒肺炎

　　小兒肺炎指兒科中最常見的一種呼吸系統疾病。根據病程可分為遷延性肺炎、急性肺炎、慢性肺炎三類；按病原體可分為細菌性肺炎、真菌性肺炎、病毒性肺炎、支原體肺炎等。

　　小兒肺炎的主要症狀是發熱、氣促、鼻翼煽動、咳嗽、嘔吐、腹脹、腹瀉等。其發病原因是多方面的，如因風寒、病毒、細菌而引起。一般來說，3歲以內的嬰幼兒在冬春季所患的肺炎大多是由細菌和病毒引起的。

　　支氣管肺炎多為細菌或病毒感染，從呼吸道及血液流入肺部所致。當其發生病變時，肺部便會出現充血、水腫，同時肺泡腔內也會充滿炎性滲出物；引起病毒性肺炎的病毒有流感病毒、腺病毒等，其中流感病毒性肺炎是一種嚴重的間質性肺炎，多發生於弱小嬰幼兒；細菌性肺炎在小兒肺炎中最為常見，新生兒及嬰幼兒以金黃色葡萄球菌肺炎為主。

　　為避免小兒肺炎的發生，平時應加強孩子的體能鍛煉，給孩子補充必需的營養，合理地添加輔食。

荊芥

性味歸經： 性微溫，味辛。歸肺、肝經。

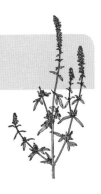

形態特徵：為唇形科一年生草本植物荊芥的乾燥地上部分。植株高60～90公分。莖直立，四稜形，基部稍帶紫色，上部多分枝，全株有短柔毛。葉對生，

有柄，羽狀深裂，線形或披針形，全緣，兩面均被柔毛，下面具凹陷腺點。初夏間梢端開淡紅色唇形花，穗狀輪傘花序，多輪生於梢端，形成穗狀，芳香如樟味；花期夏季。小堅果卵形或橢圓形，棕色；果期秋季。

良品辨識：淺紫色、莖細、穗多而密者為良品。

功效主治：解表散風，透疹。用於感冒、頭痛、麻疹不透、瘡癤初起。炒炭治便血、崩漏。

白芥子桔梗

原料：白芥子、桔梗各4克，蘇子、萊菔子、荊芥、紫菀、百部、白前、橘紅各6克，地骨皮、桑白皮各10克，甘草3克。

做法：水煎2次取汁300毫升，分3次溫服，每日1劑。連服5劑為1個療程，1～2個療程後停藥觀察。

主治：理肺降逆，清瀉伏熱，止咳化痰。

荊芥生薑粥

原料：鮮荊芥8克（乾品5克），淡豆豉6克，薄荷3克，生薑10克，粳米70克，白糖適量。

做法：粳米洗淨，荊芥、淡豆豉、薄荷、生薑洗淨。粳米入鍋，大火熬至八成熟，改小火繼續熬。另取一個砂鍋，放入荊芥、淡豆豉、薄荷、生薑，鍋內加水，大火煮6分鐘，去渣取汁。將取出的汁倒入粥鍋中熬煮9分鐘，再加入適量白糖調勻即可食用。

主治：祛風，解表，退熱。適用於鼻澀、風寒感冒。

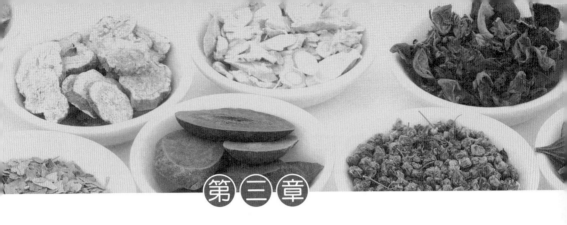

第三章

中藥養生
——陰平陽秘，精神乃治

　　在漫長的歷史發展過程中，古人總結出了一套完善的中醫養生理論體系。傳統中醫養生的理論核心是「天人合一」，源於《黃帝內經》。「天」指的是大自然，「人」指的是身體，「合一」即順應的意思。所謂「天人合一」，即是要保持人與自然、人與天地之間的和諧，順應自身與宇宙的規律，保持相對平衡的關係。

　　《黃帝內經》中講道：「春夏養陽，秋冬養陰。」人應該順應自然的發展規律，保持陰陽平衡，精神乃治。

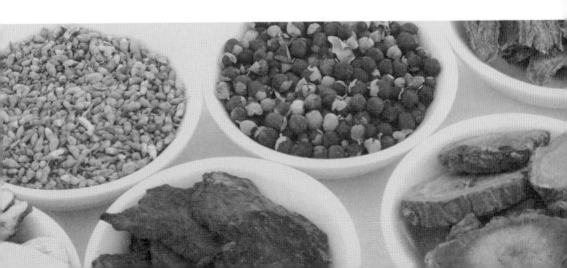

第一節 陰虛體質宜滋陰益陽

鱉甲 —— 滋陰潛陽，軟堅散結

簡介 為鱉科動物鱉的背甲。全年均可捕捉，以秋、冬兩季最多，捕捉後宰殺，放到沸水中燙至背甲上硬皮可以剝落時取出，剝取背甲，除去殘肉，曬乾。

性味歸經：性微寒，味鹹。歸肝、腎經。

功效主治：滋陰潛陽，退熱除蒸，軟堅散結。常用於陰虛發熱，骨蒸勞熱，陰虛陽亢，頭暈目眩，虛風內動，經閉，癥瘕，久瘧不癒。

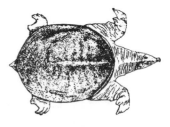

用法用量：9～24克，先煎。

偏方

1.治骨蒸夜熱勞瘦，骨節煩熱，或咳嗽有血：鱉甲500克（熱水洗，去油垢），北沙參200克，懷熟地、麥冬各300克，白茯苓150克，陳廣皮50克。水50碗，煎成10碗，渣再煎，濾出清汁，微火熬成膏，煉蜜200克收汁。每早晚各服數匙，用白湯調下。

2.癰疽不斂，不拘發背一切瘡：鱉甲燒存性，研摻。

3.腸癰內痛：鱉甲燒存性，研末，水服5克，每日3次。

青蒿甲魚湯

原料：青蒿、乾桃花、黃芪各10克，甲魚200克，蜂蜜適量。

做法：甲魚去毛，去內臟，留骨；將前3味藥放到砂鍋中，倒入適量清水煎湯，去渣留液，之後和甲魚一同放入砂鍋內煎煮，若藥液過少，再加適量清水，煎半小時左右，溫度略低時調入蜂蜜即可，連服半個月以上。

主治：滋陰養顏、補血滋潤。

枸杞沙苑甲魚湯

原料：甲魚1隻（約500克），枸杞子、沙苑子各50克。

做法：甲魚去頭、內臟，切塊；枸杞子、沙苑子洗淨後用紗布包好，一同放入鍋中煮至甲魚肉爛，挑出中藥，加調料，吃肉喝湯。

主治：適用於氣陰兩虛、肝腎不足所致的氣短乏力、腰膝酸軟、手足心熱、白血球下降等。

甲魚蓮子蒸豬肉

原料：甲魚1隻，白蓮子75克，豬瘦肉200克，雞蛋1個，香菇若干，米酒10克，薑、蔥、澱粉、食鹽、醬油各適量。

做法：將甲魚宰殺，除去內臟，洗淨；豬瘦肉洗淨後剁碎；香菇洗淨，切丁，加上蓮子、雞蛋液、蔥薑末、澱粉、米酒、鹽、醬油，攪拌均勻，放到鱉腹中，蒸1小時即可。

主治：子宮癌之陰虛火旺、低熱。

女貞子 ——滋陰補腎，養肝明目

簡介 又名冬青子、女貞實、白蠟樹子。為木樨科植物女貞的乾燥成熟果實。

性味歸經：性涼，味甘、微苦。歸肝、腎經。

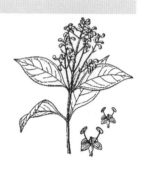

功效主治：祛風，明目，消腫，止痛，收斂，解毒。適用於肝腎陰虛之頭暈目眩、腰膝酸軟、鬚髮早白、陰虛發熱，肝腎虛虧之視力減退、目暗不明等。

用法用量：水煎服，每次6～12克。

偏方

1.脫髮：女貞子15克，熟地30克，制首烏20克。水煎服。分早晚2次溫服。

2.白髮，斑禿，全禿：女貞子500克，巨勝子250克。熬膏。每次服20毫升，溫水送下，每日2～3次。

3.肝腎眩暈，鬚髮早白：女貞子、制首烏各12克，桑椹15克，旱蓮草10克。水煎服，每天1劑，分早晚兩次溫服。

4.眼疾：用女貞葉搗爛，加樸硝調勻，貼眼部。

5.口舌生瘡，舌腫脹：取女貞葉搗汁，含在嘴裡，1分鐘後吐掉。

6.化療、放療後白血球數量減少：女貞子15克，枸杞子30克，桑葚15克，黃芪20克。水煎服。分早晚2次溫服。

女貞子棗茶

原料： 茶葉60克，女貞子、乾棗各10克。

做法： 把上述藥材烘乾，後將其粉碎製成顆粒；取適量的顆粒放入杯中，以清水沖泡飲用即可。

主治： 益壽健體，明目。適宜眼目昏糊、陰虛便秘等患者食用。

女貞子蓮草糕

原料： 女貞子20克，桑葚、旱蓮草各30克，麵粉200克，白糖300克，雞蛋10個，酵母、鹼水各適量。

做法： 將女貞子、桑葚、旱蓮草放入鍋中加水煎約20分鐘取汁，麵粉、酵母、雞蛋液、白糖與藥汁拌勻揉成麵團，待發酵後加入鹼水揉好，做成蛋糕，上蒸籠蒸約15分鐘至熟，即可當作點心吃。

主治： 滋補肝腎。

女貞子枸杞湯

原料： 甲魚1隻，枸杞子30克，山藥45克，女貞子15克，精鹽、料酒各適量。

做法： 甲魚宰殺，洗淨，切塊；女貞子用紗布包好；山藥切片。以上三味藥食材和枸杞子共入鍋中燉爛，揀去紗布包調味後即可食用。

主治： 補肝腎，豐肌。

天冬 ——滋陰潤肺，滋腎養陰

簡介 又名天門冬、大當門根。為百合科植物天冬的塊根。產於中國中部、西北、長江流域及南方各地。

性味歸經：性寒，味甘、苦。歸肺、腎經。

功效主治：潤肺止咳，滋腎養陰。適用於肺熱燥咳、勞嗽咯血、熱病傷陰之口乾舌燥、陰虛消渴、腸燥便秘等。

用法用量：水煎服，每次6～12克。

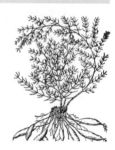

偏方

1.肺痿咳嗽：天冬汁、黃酒各2000毫升，飴糖200毫升，紫菀80克，濃煎成丸，如杏仁大。每次服1丸，每日3次。

2.血虛肺燥之皮膚燥裂：天冬去皮、心，洗淨，搗細絞汁，過濾，用砂鍋慢火熬成膏。每次20毫升，空腹，溫黃酒沖服，每日1次。

3.癰疽：天冬90～150克，洗淨，搗細，以黃酒濾取汁，一次服下。

4.扁平疣：將扁平疣表面消毒後刺破，將新鮮天冬斷面置於扁平疣刺破處，來回摩擦。每日2次，隔3～5日再進行一次。

天冬粳米粥

原料：天冬15克，粳米60克，冰糖適量。

做法：煎天冬取濃汁，入粳米煮粥，沸後入冰糖。

主治：滋陰潤肺，生津止咳。

天冬銀耳拌冬瓜

原料：天冬50克，銀耳100克，冬瓜400克，胡蘿蔔200克，澱粉、精鹽、糖、高湯、薑汁、味精各適量。

做法：將天冬煎2遍，過濾取液；用濾液泡發銀耳，並將銀耳撕成小朵。冬瓜去皮、瓤，切條，用高湯煮爛，撈出，與銀耳放一起，加精鹽、糖、味精、高湯煮15分鐘，加澱粉勾芡裝盤。胡蘿蔔加精鹽、糖、薑汁、味精煮一下，壓爛，製成胡蘿蔔汁，淋在冬瓜、銀耳上即可。

主治：防老抗衰。

天冬鯽魚湯

原料：天冬40克，人參10克，熟地15克，鯽魚1條，精鹽、食用油各適量。

做法：鯽魚剖好洗淨，放入鍋中煎至皮色微黃。與藥材同入砂鍋內，大火煲。沸後10分鐘再改小火煲2小時，加精鹽調味即可。

主治：養陰潤燥，延壽防老。

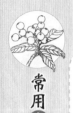

百合——養陰潤肺，清心安神

簡介 為百合科植物卷丹、百合或細葉百合的乾燥肉質鱗葉。

性味歸經：性寒，味甘。入心、肺經。

功效主治：養陰潤肺，清心安神。常用於陰虛燥咳，勞嗽咳血，虛煩驚悸，失眠多夢，精神恍惚。

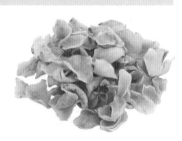

用法用量：內服，煎湯，6～12克。

偏方

1.耳聾、耳痛：乾百合研成末，溫水服6克，每天服2次。

2.咳嗽不已，或痰中有血：款冬花、百合（焙，蒸）等份。共研為細末，煉蜜為丸，如龍眼大。每服1丸，飯後臨睡前細嚼，用薑湯送服，嚼化尤佳。

3.口舌生瘡：鮮百合與蓮子心共煎湯，每日頻飲。

4.失眠、心悸：百合60～100克，加適量糖或鹽煎服。分早晚2次溫服。

百合煎

原料：百合粉30克，麥冬、杏仁各9克，桑葉12克，蜜炙枇杷葉10克。

做法：將上述材料放入鍋中，加適量清水煎煮即可。頻飲。

主治：養陰解表、潤肺止咳。

百合蓮子粥

原料：淨百合30克，蓮子25克，糯米l00克，紅糖適量。

做法：將上述食材一同放入鍋中，倒入適量清水熬粥。佐餐食用。

主治：養胃緩痛、補心安神。適用於脾胃虛弱導致的胃脘痛、心脾
虛或心陰不足導致的心煩不眠。

 ## 百合荸薺羹

原料：百合15克，荸薺30克，雪梨1個，冰糖適量。

做法：荸薺洗淨後去皮搗爛，雪梨洗淨切碎去核。三物混合，倒入
適量清水煎汁，調入冰糖煮至三物熟爛濃稠即可。晾溫食用
。

主治：慢性支氣管炎之陰虛證。

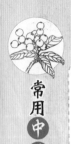

黃精 ——補脾潤肺，養陰生津

簡介 又名黃薑、老虎薑、雞頭參、節節高，為百合科植物黃精、多花黃精的乾燥根莖。

性味歸經：性平，味甘。歸肺、脾、腎經。

功效主治：滋腎潤肺，補脾益氣。適用於肺虛燥咳、勞嗽久咳，腎虛精虧之腰酸、頭暈、乏力，氣虛倦怠乏力，陰虛口乾便燥，氣陰兩虛之消渴等。

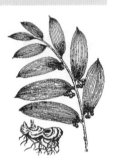

用法用量：水煎服，每次9～15克。

偏方

1.慢性肝炎：丹參30克，黃精、糯稻根鬚各25克。水煎服。分早晚2次溫服。

2.貧血：黃精、黨參各30克，炙甘草10克。水煎服，每日1劑。

3.肺結核：黃精、夏枯草各15克，北沙參、百合各9克，百部12克。水煎服。

4.肺燥咳嗽：黃精15克，北沙參12克，杏仁、桑葉、麥冬各9克，生甘草6克。水煎服。分早晚2次溫服。

5.消渴：黃精、山藥、天花粉、生地黃各15克。水煎服。分早晚2次溫服。

6.足癬、體癬：黃精30克，丁香、百部各10克。煎水外洗，每日1次。

黃精黨參豬肘湯

原料：黃精9克，黨參6克，大棗10克，豬肘肉750克，薑15克，高湯2500毫升，精鹽、味精、雞精各適量。

做法：將豬肘肉除淨毛，刮洗乾淨；黃精切成薄片，先用溫水浸泡4小時；黨參切成4公分長的節；大棗洗淨；薑洗淨，拍破。將以上藥材和食材同放高壓鍋內，加入高湯，置大火上燒沸，30分鐘後停火，晾涼，倒入煲內，加入調料，然後置大火上燒沸即可上桌。

主治：補脾潤肺。

蜜黃精

原料：黃精200克，蜂蜜50毫升。

做法：黃精洗淨，放入炒鍋中，加適量水泡發，用小火煨煮至熟爛，待水熬乾時加入蜂蜜，炒勻煮沸，晾涼後裝瓶備用。每日服1次，每次服9～15克。

主治：補益精氣，強健筋骨。

二黃湯

原料：黃鱔200克，黃精30克，水400毫升。

做法：先在黃精中加入400毫升水，煎10分鐘，再加入去腸去血的淨黃鱔，煮熟即可食用。連續服用15～20天為1個療程。

主治：調節血糖。

第二節 陽虛體質宜補陽固精

覆盆子——補陰壯陽，益腎固精

簡介 又名覆盆、小托盤。為薔薇科植物華東覆盆子未充分成熟的果實。主產於浙江、福建、湖北、貴州等地。

性味歸經：性溫，味甘、酸。歸肝、腎、膀胱經。

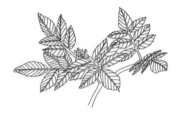

功效主治：益腎，固精，縮尿。適用於腎虛不固之遺精、遺尿、尿頻、腎虛陽痿、肝腎虧虛所致的目暗不明等。

用法用量：水煎服，每次6～12克；浸酒、熬膏或入丸、入散。

偏方

1.心悸：覆盆子20個，小米適量，蜂蜜1勺。覆盆子和小米煮粥，粥熟後將蜂蜜調入粥內食用。

2.陽痿：覆盆子8克，水煎服，每日1劑。

3.小兒遺尿：覆盆子、金櫻子、菟絲子、五味子、仙茅、桑螵蛸、芡實各15克，補骨脂、杜仲、肉桂各9克。諸藥加清水1000毫升，煎沸5～10分鐘，將藥液倒入盆內，待溫泡腳20分鐘。每日1次。

4.精液異常：熟地、山藥各30克，覆盆子、枸杞子、菟絲子各15克，棗皮10克，澤瀉12克。將上述各味藥材一起加水煮服用。每日2

次，早晚分服。

　　5.外陰白斑：覆盆子、地骨皮、麥冬、牡丹皮、紅花各10克，益母草、女貞子、桑寄生、墨旱蓮各30克，續斷、枸杞子各20克，何首烏15克，菟絲子12克。加水煎沸15分鐘，過濾取液，藥渣再加水煎20分鐘，濾過去渣，將藥液調兌均勻，分早晚2次服，每日1劑。

☕ 覆盆子豬肚湯

原料：覆盆子12克，白果8顆，豬小肚1個，薑3片，精鹽、芝麻油各適量。

做法：覆盆子洗淨；白果炒熟、去殼；豬肚處理乾淨，用精鹽塗擦，清水沖淨，切成小塊。將覆盆子、白果、豬肚塊與薑一起放進瓦煲，加入清水2500毫升，大火煲沸，改小火煲約2個半小時，加入適量精鹽調味，淋入芝麻油即可。

主治：補肝腎，縮小便。

☕ 覆盆子燉仔雞

原料：熟地、枸杞子、菟絲子、山藥各20克，覆盆子、山茱萸、澤瀉各15克，仔公雞1隻（750克），薑、蔥、料酒、精鹽、味精、胡椒粉、上湯各適量。

做法：將前七味藥材浸泡後，洗淨，裝入紗布袋內，紮緊袋口；雞宰殺後，去毛、內臟及爪；薑拍鬆，蔥切段。將藥包、雞、薑、蔥、料酒、上湯同放燉鍋內，置大火上燒沸，再用小火燉45分鐘，加入精鹽、味精、胡椒粉即成。

主治：補腎，生精。

肉蓯蓉 ──養腎補陽，益精潤腸

簡介 又名甜蓯蓉、鹹蓯蓉、甜大芸、精鹽大芸、蓯蓉、淡大芸。為列當科植物肉蓯蓉的乾燥帶鱗片的肉質莖，常生於沙漠裡，多於春季剛出土時採挖。產於中國內蒙古、華北、西北等地。

性味歸經：性溫，味甘、鹹。歸腎、大腸經。

功效主治：補腎陽，益精血，潤腸通便。適用於腎虛、精血不足之陽痿、不孕、腰膝酸軟、筋骨無力、陰虛津枯之腸燥便秘等。

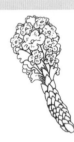

用法用量：水煎服，每次10～20克；或入丸、散。

偏方

1.便秘：肉蓯蓉、何首烏各10克。水煎服。

2.遺精：肉蓯蓉、桑螵蛸、芡實各15克，蓮米18克，黑芝麻30克。上述藥食材料一起碾為末，煉蜜為丸。早晚服，每次9克，溫開水送下。

3.前列腺增生症：肉蓯蓉20克，牛膝、黃芪、通草各10克。將上述藥材水煎2次，合併藥液分早中晚服用。

4.頸椎病：威靈仙、肉蓯蓉、熟地、青風藤、丹參各15克。水煎服，每日1劑，水煎2次，合併藥液，每日分2次服用。

5.腎虛遺精，滑泄，小便頻數：肉蓯蓉、桑螵蛸、芡實各15克，蓮子18克，黑芝麻30克，共搗為粉末，過篩，煉蜜為丸如梧子大。每次9克，每日2次，用溫開水送服。

肉蓯蓉煲石斑魚

原料： 肉蓯蓉10克，石斑魚200克，蛤蜊肉30克，豆腐50克，粉絲20克，小白菜150克，料酒、薑、蔥、精鹽、食用油、高湯、味精各適量。

做法： 石斑魚剖洗乾淨，肉切薄片；蛤蜊肉洗淨，切薄片；小白菜洗淨，切絲；豆腐切塊，粉絲洗淨，薑切片，大蔥切段。炒鍋大火燒熱，放食用油，下蔥、薑爆香，放入高湯、石斑魚肉、蛤蜊肉、肉蓯蓉、豆腐、粉絲、料酒，大火燒沸，再小火煲25分鐘，加入精鹽、味精、小白菜絲即成。

主治： 補腎益精，潤腸通便。

 ## 肉蓯蓉燜羊肉

原料： 肉蓯蓉30克，羊肉250克，蔥、薑、食用油各適量。

做法： 肉蓯蓉加水煎煮，煮爛後去渣留汁；羊肉切片入鍋炒熟，加入肉蓯蓉汁稍燜片刻，再加適量蔥、薑即成。溫熱服食。

主治： 溫腎助陽。

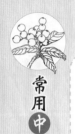

杜仲——補腎健骨，填精開竅

簡介 又名木綿、絲連皮、絲綿皮。為杜仲科植物杜仲的樹皮。產於中國四川、雲南、貴州、湖北等地。

性味歸經：性溫，味甘、微辛。歸肝、腎經。

功效主治：補肝腎，強筋骨，安胎。主治肝腎不足引起的腰膝酸軟、陽痿、尿頻等。對胎動不安、習慣性流產亦有很好的療效。

用法用量：水煎服，每次6～15克；炒用療效尤甚。

偏方

1.坐骨神經痛：杜仲30克，豬腰子（豬腎）1對。加水煎沸後再煮半小時，去杜仲，吃豬腰並喝湯。每日1劑，一般連用7～10劑。

2.牛皮癬：杜仲、百部各100克，樟腦粉10克。用60度以上的白酒400毫升密封浸泡7日，每日搖動1～2次。早晚2次清洗患處後塗擦。

3.腎虛腰痛：杜仲15克，核桃仁、補骨脂各12克。水煎服。分早晚2次溫服。

4.小兒麻痺症後遺症：杜仲45克，豬蹄1隻，加適量水，小火熬。每日服2次。

5.產後諸疾及胎動不安：杜仲、大棗等量，杜仲去皮，置瓦上用火焙乾，搗為末，煮棗肉調末為丸，如彈子大。每次服1丸，每日服2次，糯米湯送下。

羊腎杜仲湯

原料：羊腎1對，黑豆50克，杜仲15克，薑、菖蒲各10克。

做法：羊腎剖開、洗淨，用沸水浸泡3分鐘；黑豆、杜仲、菖蒲共煮30分鐘，然後加入羊腎、薑，小火燉熟即可。

主治：補腎，填精，開竅。

杜仲陳皮煨鴨肉

原料：鴨肉500克，杜仲12克，核桃仁100克，陳皮15克，薑50克，蔥、黃酒、精鹽各適量。

做法：杜仲洗淨，用溫水浸泡、發漲，水煎藥汁；鴨肉用木棒捶打，用清水反復沖洗2～3次；薑、蔥洗淨。鍋內放入清水和鴨肉，以大火煮鴨肉，並撇去浮沫；加入杜仲藥汁、薑、蔥、陳皮、黃酒燒煮30分鐘，改用中小火，再加入核桃仁，煨至熟爛時，加精鹽調味即成。

主治：溫腎壯陽。

補骨脂——補腎壯陽，固精縮尿

簡介 又名破故紙、婆固脂、胡韭子。屬薔薇目，豆科一年生直立草本，其果實入藥。

性味歸經：性溫，味苦、辛。歸腎、脾經。

功效主治：補腎壯陽，固精縮尿，溫脾止瀉，納氣平喘。治療腎虛腰痛，小便頻數，小兒遺尿，腎漏。

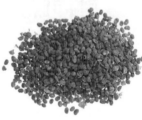

用法用量：煎湯，6～15克；或入丸、散。

偏方

1.脾腎虛弱，全不進食：補骨脂200克（炒香），肉豆蔻200克（生）。上藥研為細末，用大棗49個，生薑200克，切片同煮，棗爛去薑，取棗剝去皮核用肉，研為膏，入藥和杵，丸如梧桐子大。每服30丸，鹽湯送服。

2.赤白痢：補骨脂50克（炒香熟），罌粟殼200克（去瓤、頂蒂，新瓦上焙燥）。上二味共研為細末，煉蜜為丸如彈子大。每服1丸，水一盞化開，薑2片，棗1個，煎取七分，如小兒分作4次服下。

3.小兒遺尿：補骨脂50克（炒）。研為末，每服5克，熱湯調服。

4.跌打之腰痛：補骨脂（炒）、茴香（炒）、辣桂等份。研為末，每熱酒服30克。

5.妊娠之腰痛：補骨脂，炒香熟，研為末，嚼胡桃肉1個，空腹溫酒調下15克。

補骨脂芡實老鴨湯

原料：芡實30克，補骨脂10克，鴨肉250克。

做法：鴨肉洗淨後放入沸水中汆燙去血水，撈出瀝乾；芡實洗淨，
備用；後與鴨肉、補骨脂一同放入砂鍋中，加適量清水，大
火煮沸，再用小火燉半小時左右至鴨肉熟爛，調味即可。

主治：升陽健脾，固腎養精。

 ## 山藥補骨脂粥

原料：乾山藥片、粳米各60克，補骨脂9克，吳茱萸3克。

做法：將上述3味藥和粳米一同放入鍋中，加適量清水熬粥。

主治：健脾，溫腎，助陽，溫中祛寒。主治經行面目水腫、納差、
畏寒肢冷。

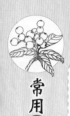

鎖陽 —— 補腎陽，益精血

簡介 為鎖陽科植物鎖陽的乾燥肉質莖。分佈在中國新疆、青海、甘肅、寧夏、內蒙古、陝西等地。

性味歸經： 性溫，味甘。歸肝、腎、大腸經。

功效主治： 補腎陽，益精血，潤腸通便。常用於腎陽不足，精血虧虛，腰膝痿軟，陽痿滑精，腸燥便秘。

用法用量： 煎汁，每次5～10克。

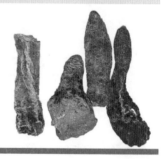

偏方

1.陽痿： 黃柏250克，龜板200克，知母、熟地、陳皮、白芍各100克，鎖陽75克，虎骨50克，乾薑25克，一同放入鍋中，加適量清水煎湯。分早晚2次溫服。

2.陽弱精虛，陰衰血竭，便秘： 鎖陽加清水煮2次，至濃汁用砂鍋熬膏，調入蜂蜜，食用時用熱水沖服，分早晚2次溫服。

3.腎虛陽痿： 鎖陽、肉蓯蓉、枸杞子、核桃仁各12克，菟絲子9克，淫羊藿15克，水煎服。每日1劑，分早晚2次溫服。

4.泌尿系感染導致的尿血： 鎖陽、忍冬藤各25克，加入白茅根50克煎服，分早晚2次溫服。

鎖陽燉小公雞

原料：小公雞1隻，鎖陽12克，金櫻子、山藥各10克，黨參12克，北五味子6克，生薑、蔥段、黃酒、精鹽、味精各適量。

做法：小公雞處理乾淨；鎖陽、金櫻子、黨參、山藥、北五味子洗淨裝紗布袋，放入雞腹中，用棉線縫合，放入砂鍋中，加入生薑、蔥段、黃酒、精鹽，加適量清水，大火煮沸，轉小火慢燉3小時，調入味精即可。佐餐隨意食用。

主治：溫補腎陽。適用於腎陽虧虛型陽痿。

鎖陽羊腎巴戟湯

原料：羊腎6個，鎖陽、淫羊藿各15克，巴戟天30克，生薑6克，精鹽、黃酒各適量。

做法：將羊腎洗淨後去筋膜、臊腺；巴戟天、鎖陽、淫羊藿、生薑洗淨，和羊腎一同放到砂鍋中，加適量清水，大火煮沸後轉小火燉2小時，調入精鹽、黃酒即可。佐餐，隨意食用。

主治：溫補腎陽。適用於腎陽虧虛型陽痿。

益智仁——暖腎固精，溫脾止瀉

> **簡介** 益智仁，又名益智子、益智。為薑科植物益智的成熟果實。主產於海南、廣東、廣西等地。

性味歸經： 性溫，味辛。歸腎、脾經。

功效主治： 溫脾，暖腎，固氣，澀精。適用於腎氣虛寒之遺精滑精、遺尿、夜尿頻多、脾寒泄瀉、腹中冷痛、口多涎唾等。

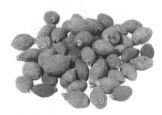

用法用量： 每次3～9克，水煎服。

偏方

1.腎虛遺尿、尿頻： 益智仁、烏藥各等量。一起碾為細末，黃酒煎藥末為糊，製丸如梧桐子大。每次服9克，用淡鹽湯或米湯送下，每日3次。或用精鹽炒益智仁、精鹽炒補骨脂各60克，一起碾為細末，分作6包，每天早晨以米湯泡服1包，6日為1個療程。

2.尿床： 鮮豬尿脬1具，益智仁9克。將豬尿脬切口，翻洗乾淨後，放入藥材，加水，以大火燒沸後用小火燉至熟爛。去藥渣，加精鹽適量，飲湯食豬尿脬。每天1劑，連服3天。

3.習慣性流產： 益智仁9克，升麻、白朮、艾葉各10克。水煎服，每日1劑。

益智仁糯米粥

原料：益智仁5克，糯米50克，精鹽適量。

做法：益智仁碾末；糯米淘洗乾淨。鍋內放適量水，加入糯米煮粥，調入益智仁末，加適量精鹽調味，稍煮片刻，待粥稠停火即可。

主治：補腎助陽，固精縮尿。

益智仁山藥湯

原料：山藥、益智仁（精鹽炒）、烏藥各60克，豬尿脬1具。

做法：前3味共為細末，用紗布包好，與豬尿脬同燉至熟。每日2次，食肉飲湯。

主治：溫腎澀尿。

益智仁玄參湯

原料：玄參15克，益智仁12克。

做法：玄參碾末；鍋內放適量水，加玄參末、益智仁一起水煎服用。

主治：滋陰潤燥，補腎助陽。適用於咽喉乾燥、心中煩熱、大便乾燥、頭暈、腰痛等。

蛤蚧 ——補肺益腎，降氣平喘

簡介 又名仙蟾、蛤蚧尾。為壁虎科動物蛤蚧除去內臟的乾燥體。產於中國南方及西南地區。

性味歸經：性平，味鹹。歸肺、腎經。

功效主治：補肺益腎，定喘止嗽。適用於治療肺虛咳嗽、腎虛喘促、陽痿等。

用法用量：每次3～6克，水煎服；浸酒服用1～2對。

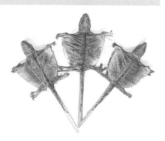

偏方

1.久咳肺癆：蛤蚧焙乾10克，黨參、麥冬、百合、山藥各30克。上述藥材碾為末，煉蜜為丸，每次服3克，溫開水送服，每日2次。

2.肺虛咳喘：蛤蚧1對連尾，塗蜂蜜、黃酒，烤脆，加等量人參一起碾為末，煉蜜為丸，每次服3克，每日2次。

3.陽痿：蛤蚧1對，鹿鞭1個，黃酒浸泡2個月後服用。每次服10克，每天1次。

4.小便頻數：蛤蚧1對，人參、肉蓯蓉各30克，鹿茸6克，桑螵蛸、龜板各20克，白酒1000毫升。將藥材放入白酒浸泡30日後服，每次30毫升，每日2次。

5.小兒疳積：鮮蛤蚧1隻，豬瘦肉30克（剁碎），加芝麻油、精鹽，蒸熟服用。

人參蛤蚧餅

原料：人參25克，蜜蠟100克，蛤蚧1對，糯米、黃酒、蜂蜜各適量。

做法：將蛤蚧用黃酒和蜜蠟炙熟，低溫烘乾，冷後與人參共碾細末；將蜂蜜熔化，用紗布濾去雜質，和藥粉做成25個藥餅。每次服藥時用糯米為粥1碗，藥餅1個，嚼細服下，早晚各服1次。

主治：補肺氣，益脾腎。

 ## 蛤蚧瘦肉湯

原料：人參10克，蛤蚧1對，豬瘦肉100克，大棗5枚，薑3片。

做法：豬瘦肉洗淨、切塊；人參、蛤蚧、大棗、薑分別洗淨。將以上藥食材一同放入燉盅內，加適量水，加盅蓋，置鍋內用小火隔開水燉2～3小時，調味食用。

主治：溫脾補腎。

 ## 回春蛤蚧酒

原料：蛤蚧、人參各15克，淫羊藿、枸杞子、益智仁各20克，白酒1500毫升。

做法：上藥及白酒置於瓶中，加蓋密封，60日後服用。每日服2次，每次服10～30毫升。

主治：助腎陽，益精血。

第三節 氣虛體質宜益氣補元

紫河車 —— 補腎益精，益氣養血

簡介 人類的胎盤。

性味歸經：性溫，味甘、鹹，入肺、心、腎經。

功效主治：補腎益精，益氣養血。能促進乳腺、子宮、陰道、睪丸發育，對甲狀腺也有促進作用，能輔助治療肺結核、支氣管哮喘、貧血等。研末口服或灌腸能預防或減輕麻疹症狀。對門靜脈性肝硬化腹水和血吸蟲性晚期肝硬化腹水均有療效。

用法用量：煎湯或研末服，每日3.5～5克。

偏方

1.腎陽虛，腎精不足，婚後久不受孕：紫河車粉6克，肉蓯蓉、菟絲子、淫羊藿、當歸各10克，枸杞子15克。除紫河車粉外，其餘均煎汁，加紅糖煮沸。分3次飲服，每次送服胎盤粉2克。

2.產後缺乳：紫河車1具，烘乾，研細末。每次5克，每日2次，用豬蹄湯送服。

3.陽痿遺精，身體虛弱：紫河車半具，冬蟲夏草10克，共燉食。

4.肺結核消瘦、咳嗽、咯血：紫河車4份，白及2份，百部2份。烘乾、研末，煉蜜為丸，每丸重10克，每服2丸，每日3次。

紫河車小米粥

原料：新鮮紫河車1具，小米100克，料酒、精鹽、生薑絲、胡椒粉各適量。

做法：將紫河車放入溫水中燙一下，然後用冷水反復洗淨，切末，放入碗中，調入料酒、精鹽，醃製入味，待用；小米用清水淘洗乾淨，放入煮鍋，倒入適量清水，置於旺火上燒沸，放入紫河車，開小火熬至粥成時，放入薑絲、胡椒粉，稍煮片刻即可。供食用。

主治：益氣溫陽，養血益精。

芪棗紫鳳

原料：新鮮紫河車1具，烏雞1隻（約500克），大棗10枚，黃芪、枸杞子、生薑各20克，蔥2根，冰糖5克，黃酒、精鹽各適量。

做法：生薑洗淨，切片；蔥洗淨後，切段；將紫河車用竹簽挑去血脈，用清水漂洗乾淨，後與大棗、黃芪、枸杞子一同塞入雞腹中，加入生薑、蔥、冰糖，調入黃酒、精鹽，清水適量，加蓋隔水燉熟即可。每週1次，分2次服用，喝湯吃肉，連服3個月。

主治：補益氣血，滋肝補腎。適用於貧血、體質虛弱、遺精早衰、月經不調、不孕等。

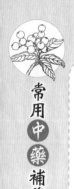

山藥 ——補脾益胃，生津益肺

簡介 又名淮山藥、淮山、白山藥、野山藥。為薯蕷科植物薯蕷的乾燥根莖。產於全國各地。

性味歸經：性平，味甘。歸脾、肺、腎經。

功效主治：補脾養胃，生津益肺，補腎澀精。適用於脾虛有濕之體倦乏力、食少便溏、暑濕吐瀉、飲酒中毒、食物中毒等。

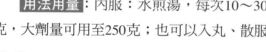

用法用量：內服：水煎湯，每次10～30克，大劑量可用至250克；也可以入丸、散服用。外用：搗敷。

偏方

1.痰氣喘急：山藥搗爛半碗，入甘蔗汁半碗，和勻，頓熱飲之。

2.凍瘡：山藥適量，於新瓦上碾磨為泥，塗瘡口上。

3.腹瀉：山藥20克，蓮子、芡實、薏苡仁各10克，粳米100克。將所有的藥食材洗淨，加水適量，煮成粥食用。

4.慢性前列腺炎：鮮山藥50克，生地20克，南瓜子10克，金櫻子5克，粳米100克。山藥洗淨，去皮，切小塊；南瓜子去殼，搗碎；將所有藥食材一起放入鍋中，加水同煮成粥食用。

🍵 山藥羊肉湯

原料：山藥塊150克，羊肉500克，核桃仁5粒，薑拍碎10克，米酒50毫升，蔥段5克，精鹽、胡椒粉各適量。

做法：羊肉切塊，放入沸水中汆一下；鍋中加水六成滿，加入汆好的羊肉，再加入核桃仁、米酒、蔥、薑，以小火燉30分鐘；放入山藥，起鍋前加精鹽、胡椒粉調味。

主治：益氣補血。

🍵 山藥龍眼粥

原料：粳米50克，山藥100克，龍眼肉、荔枝肉各10克，五味子5克，白糖20克。

做法：粳米淘洗乾淨，浸泡好備用；山藥刮洗乾淨，切成小薄片；龍眼肉、荔枝肉、五味子均洗淨備用。鍋中加入約1000毫升冷水，將粳米、山藥片、龍眼肉、荔枝肉、五味子一起放入，用小火煎煮，待米爛粥稠時，用白糖調味，稍燜片刻即可食之。

主治：補氣養血，益智，健脾開胃。

🍵 山藥蒸排骨

原料：山藥20克，排骨500克，精鹽、薑片各5克，蔥段、料酒、醬油各15克，味精3克。

做法：將山藥放入溫水中浸泡1夜，撈起，切薄片；排骨洗乾淨，剁成段，放入盆內，加入薑、蔥、精鹽、味精、醬油，抓勻，醃漬1小時。將山藥放在蒸碗底部，然後將排骨放入碗中，除去蔥、薑不用，將蒸籠用大火燒上大汽，將蒸碗放入籠中，蓋上鍋蓋，蒸50分鐘，停火；用盤子扣住蒸碗，翻轉過來即成。

主治：健脾補肺，固腎益精。

靈芝 ——補肝益氣，安神平喘

簡介 又名赤芝、紫芝、菌靈芝、本靈芝、石靈芝、靈芝草。為多孔菌科真菌紫芝或赤芝的子實體。產於浙江、江西、湖南、廣西、福建、廣東等地。

性味歸經：性平，味甘。歸心、肺、肝、腎經。

功效主治：補肝氣，益心氣，養肺氣，固腎氣，益精氣。適用於心神不安、失眠多夢、氣血不足、脾胃虛弱、咳嗽、哮喘等。

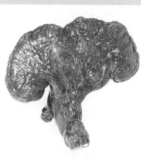

用法用量：水煎服，每次6～12克；或碾末沖服，每次1.5～3克。

偏方

1.頭髮早白：靈芝、黑桑葚（曬乾）各500克。碾細為末，煉蜜為丸，如彈子大，每次1丸，用溫黃酒吞下，每日2次。

2.失眠：靈芝30克，白酒500毫升，浸泡密封半月，每日攪動數次。每次服10毫升，每日1～2次。肝功能低下者每次服5毫升以下，急性肝炎患者禁用。

3.冠心病：靈芝30克，丹參、田七各5克，白酒500毫升。靈芝、丹參、田七洗淨，同入罈加白酒，蓋上罈蓋。每天攪拌1次，浸泡15天即成。每次服適量。

4.鼻衄：靈芝9克，鴨蛋1個。同煮，飲湯食蛋及藥。

5.腸風痔痛：每次取靈芝18～30克，豬瘦肉90克，加精鹽適量，隔水蒸熟。上午蒸1次，飲湯；下午蒸1次，全吃盡。

靈芝粥

原料：靈芝、糯米各50克，小麥60克，白糖30克。

做法：將糯米、小麥、靈芝洗淨；再將靈芝切塊，用紗布包好，一起放入砂鍋內。加水400毫升，用小火煮至糯米、小麥熟透，加入白糖即可。每日1次，一般服5～7日有效。

主治：養心，益腎，補虛。

靈薏羹

原料：靈芝30克，薏苡仁250克。

做法：將靈芝、薏苡仁兩味藥食材洗淨，一起加水煮沸後，再改小火慢熬成羹即可。可經常服食。

主治：扶正抗癌。

靈芝鹿肉湯

原料：山楂、靈芝各20克，鹿肉250克，料酒、蔥各10克，薑5克，精鹽、味精、胡椒粉各2克。

做法：靈芝、山楂洗淨，潤透，切薄片；鹿肉洗淨，切成2公分×4公分的塊；薑切片；蔥切段。將靈芝、山楂、鹿肉、料酒、薑、蔥同放燉鍋內，加水1000毫升，置大火上燒沸，再用小火燉煮35分鐘，加入精鹽、味精、胡椒粉，攪勻即成。

主治：補五臟，潤肌膚，安心神，降血壓。

黃芪 ——益氣固表，斂瘡生肌

簡介 又名綿芪、東北黃芪、北芪、白芪。為豆科植物蒙古黃芪、膜莢黃芪的乾燥根。產於全國大部分地區。

性味歸經：性溫，味甘。歸脾、肺、胃經。

功效主治：補氣升陽，益衛固表，斂瘡生肌，利水消腫。適用於脾氣虧虛引起的氣短乏力、食欲不振、大便稀溏；還

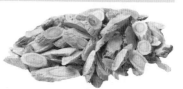

適用於脾肺氣虛引起的氣短咳嗽、痰多稀白、體虛多汗、表虛自汗等。

用法用量：水煎服，每次10～15克，大劑量可用至30～60克；也可燉服，每次15～20克。

偏方

1.胃潰瘍：黃芪50克，沸水沖泡30分鐘當茶飲。每日1劑，30日為1個療程，適用於幽門螺旋桿菌陽性胃潰瘍。

2.慢性萎縮性胃炎：黃芪30克，茯苓、白朮、白芍各10克，桂枝5克，甘草3克，大棗10枚。煎取藥液，分早中晚服用。

3.急性腎小球腎炎：黃芪30克，沸水沖泡代茶飲。每日1劑，20天為1個療程。

4.慢性結腸炎：黃芪30克，黨參、白朮各10克，木香5克，甘草3克。水煎，分早中晚服用。

5.慢性肝炎：黃芪30克，茵陳10克，柴胡5克，大棗10枚。水煎服，每日1劑，分早晚2次溫服。

6. 老年人便秘：黃芪、陳皮各16克，同碾為末，每次服9克。另取大麻仁90克，搗爛，加水揉出漿汁，煎至半乾，調入1匙蜂蜜，煮沸，將黃芪、陳皮末加入調勻，空腹服下。症狀嚴重者再服即癒。

芪棗粥

原料：黃芪15克，黨參10克，大棗30克，粳米100克。

做法：黃芪、黨參煎水取汁，將汁液與大棗、粳米一同煮粥食用。

主治：用於脾虛氣弱，體倦乏力，自汗，飲食減少，或易感冒等。

芪棗蒸烏雞

原料：黃芪10克，烏雞1隻，大棗7枚，蓮子、料酒、蔥各10克，薑、精鹽各5克，上湯500毫升。

做法：黃芪潤透切片；烏雞宰殺後去毛、內臟和爪；薑拍鬆，蔥切段；大棗去核，蓮子去心。把烏雞放在蒸盆內，身上抹上精鹽；將蓮子、黃芪、大棗、薑、蔥放入雞腹內，在雞身外面抹上料酒，加入上湯500毫升，把烏雞上蒸籠用大火蒸1小時即成。

主治：升提中氣，生津止渴。

黃芪燉鯉魚

原料：黃芪30克，鯉魚500克。

做法：鯉魚洗淨，與黃芪同置砂鍋內，加清水共燉煮，調味，鯉魚熟後即可食用。

主治：補益脾胃。

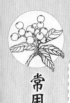

白朮 ——補氣健脾，燥濕利水

簡介 又名於朮、冬朮、浙朮。為菊科植物白朮的根狀莖。產於浙江、湖北、湖南、江西等地。

性味歸經：性溫，味苦。歸脾、胃經。

功效主治：補脾益胃，燥濕和中。適用於脾胃虛弱之食少便溏、倦怠乏力、脾虛水腫、痰飲、表虛自汗、脾虛氣弱之胎動不安等。

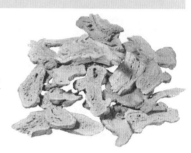

用法用量：每次5～15克，水煎服。

偏方

1.小兒腹瀉：白朮、山藥各200克，棗樹皮、車前子各150克，共研細末。1歲以內每次0.5～1克，2～3歲每次2～3克，4～6歲每次3～4克，每日服3次。

2.久瀉：白朮300克，水煎濃縮成膏，放1夜，傾出上面清水。每次服1～2匙，蜂蜜調服。

3.嘔吐酸水：白朮、茯苓、厚樸各2.4克，橘皮、人參各1.8克，蓽撥、吳茱萸各1.2克，檳榔仁、大黃各3克，水煎，分2次服。

4.術後便秘：白朮60克，生地30克，升麻3克。水煎服，分早晚2次溫服。適用於婦科、外科手術後便秘者。

5.習慣性便秘：白朮15～120克，桃仁、當歸各10克，天花粉、栝樓子、何首烏、陳皮、萊菔子、肉蓯蓉各15克，每日1劑，水煎，分早

晚2次服。

6.白血球減少症：白朮30克，水煎服。分早晚2次溫服。

白朮陳皮鯽魚湯

原料：白朮30克，鯽魚500克，陳皮10克，精鹽、芝麻油各適量。

做法：鯽魚去鱗洗淨，切塊；白朮、陳皮洗淨，與鯽魚一同放入鍋
內，加適量清水，用大火煮沸後轉小火煲2小時，再加精鹽
調味，淋上芝麻油即成。

主治：益氣補虛，健脾和胃。

白朮豬肚粥

原料：豬肚300克，粳米、白朮各60克，精鹽3克，蔥10克。

做法：豬肚洗淨，然後將白朮放入豬肚內；在砂鍋中加入適量清水
，煮至豬肚熟爛，湯濃。粳米淘洗乾淨後，置於豬肚湯中一
併熬煮成粥，待粥將熟時再加入適量精鹽、蔥花調味即可。

主治：健脾養胃。

白朮大棗餅

原料：白朮100克，大棗250克，石菖蒲30克，麵粉500克。

做法：白朮、石菖蒲研為細末，入麵粉內和勻。大棗煮熟去皮、
核，搗爛如泥，混合於麵粉內，加適量水揉成麵團，煎成
小餅，每個約25克，每次吃2～3個，每日2～3次。

主治：補氣健脾，燥濕利水。

黨參 ——補中益氣，健脾益肺

 簡介 又名上黨人參、黃參。為橘梗科植物黨參、素花黨參、川黨參的乾燥根。產於河南、河北、山西、陝西、青海等地。

性味歸經：性平，味甘。歸脾、肺經。

功效主治：補中益氣，健脾益肺，養血生津。可治脾胃虛弱、氣血兩虧、體倦無力、食少、口渴、久瀉、脫肛等。

用法用量：內服，每次10～30克，水煎，或入丸散。

偏方

1.脾肺氣虛：黨參500克（切片），沙參250克（切片），龍眼肉120克。水煎濃汁收膏，每次食用1小酒杯，以沸水沖服，也可沖入煎劑中。

2.低血壓：黨參、黃精各30克，炙甘草10克。每日1劑，水煎服，每日2次。

3.功能性子宮出血：黨參30克，水煎服，每日1劑，早晚各服1次，經期連服5日。

4.腎炎：豬腎1個，黨參、黃芪、芡實各20克。將豬腎剖開去筋膜，洗淨，與其餘藥材同煮，至豬腎熟。酌加適量醬油，吃肉飲湯。

5.月經不調：錦雞兒根、黨參各15克。水煎服，分早晚2次溫服。

參棗燉排骨

原料：黨參30克，大棗8枚，排骨500克，薑、蔥、精鹽、味精、胡椒粉、料酒各適量。

做法：將黨參洗淨，切片；大棗洗淨，去核；排骨洗淨，剁成段。將排骨、黨參、大棗、薑、蔥、料酒放入鍋內，加入清水適量，置大火上燒沸，再用小火燉熟，排骨熟時加入精鹽、味精、胡椒粉，拌勻即可。

主治：補氣活血。

 ## 黨參炒鮮貝

原料：黨參20克，鮮貝、西芹各100克，料酒15克，蔥10克，薑、精鹽各5克，味精3克，食用油50克。

做法：黨參洗淨，切成2公分長的段；西芹去葉，切成1公分長的段；薑切片，蔥切花。把炒鍋置大火上燒熱，加入食用油燒至六成熱時，下入薑、蔥爆香，隨即加入鮮貝、西芹、料酒、黨參、精鹽、味精，炒熟即成。

主治：補氣血，降血壓。

 ## 黨參燉豬心

原料：豬心1個，黨參30克，當歸15克，精鹽適量。

做法：豬心剖開洗淨，與黨參、當歸一起放入燉盅內，加入適量清水，隔水燉熟，加精鹽調味即成。

主治：益氣養血，活血化瘀。

第四節 血虛體質宜養血安神

阿膠——補血止血，滋陰潤燥

簡介 又名驢皮膠、傅致膠、盆覆膠、阿膠珠。為馬科動物驢的皮經漂泡去毛後煎煮、濃縮熬製而成的固體膠塊。產於山東、河北、河南、浙江、江蘇等地。

性味歸經：性平，味甘。歸肺、肝、腎經。

功效主治：補血止血，滋陰潤燥。適用於治療血虛萎黃、吐血、咯血、便血、崩漏、胎漏下血、陰虛心煩失眠、肺虛有熱燥咳、陰血虧虛之痛厥抽搐等。

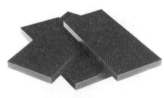

用法用量：烊化兌服，每次3～9克。用開水或黃酒化服，入湯劑應烊化沖服。

偏方

1.貧血：阿膠（烊化）、當歸各15克，熟地黃25克。水煎，分3次服，隔日1劑。

2.月經不調：阿膠（烊化）12克，當歸、白芍、艾葉各6克。水煎，分3次服，每日1劑。

3.血虛萎黃：阿膠500克，冰糖1000克，黃酒適量。阿膠加黃酒適量烊化，加冰糖和勻，每次2湯匙，溫開水沖服。

4.久咳咯血：糯米100克，加水適量，煮粥，加阿膠30克，煮小沸

至阿膠烊化，即可食用。

　　5.心悸失眠：阿膠12克，朱砂0.6克，小麥30克，皮尾參5克。阿膠烊化，再將皮尾參、小麥水煎，沖服朱砂、阿膠食用。

 # 阿膠羊腎粥

原料：阿膠10克，羊腎1具，粳米100克，料酒6克，白糖15克。

做法：阿膠上籠蒸化；羊腎洗淨，切成腰花；粳米淘洗乾淨。將粳米、阿膠、羊腎、料酒同放燉鍋內，加水1200毫升，置大火上燒沸，再用小火燉煮35分鐘，加入白糖調勻即成。

主治：滋腎，補血。

阿膠八寶粥

原料：糯米250克，花生米、赤豆、冰糖各50克，蓮子、薏苡仁各30克，龍眼10克，阿膠15克。

做法：以上食材用小火煨90分鐘，即可食用。

主治：滋陰補血，健腦益智。

蓮枸阿膠湯

原料：蓮子100克，枸杞30克，當歸15克，阿膠12克，白芍10克，紅糖適量。

做法：枸杞、當歸、白芍分別洗淨，用紗布包好，與蓮子同放鍋中，加適量清水，煎煮50分鐘，去紗布包，放入阿膠烊化，加紅糖攪勻即可。

主治：養陰，補血，安胎。

當歸——補血保肝，調經止痛

簡介 又名乾歸、雲歸、秦歸。為傘形科植物當歸的乾燥根。產於甘肅、雲南、四川、貴州、陝西、湖北等省。

性味歸經：性溫，味甘、辛。歸肝、心、脾經。

功效主治：補血活血，調經止痛，潤腸通便。適用於血虛萎黃、眩暈心悸、月經不調、經閉痛經、虛寒腹痛、腸燥便秘、風濕痹痛、跌打損傷、癰疽瘡傷等。

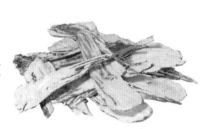

用法用量：每次6～12克，水煎服。

偏方

1.經閉不行：當歸、白芍各10克，川芎6克，熟地15克。水煎服。

2.面色蒼白：當歸10克，黃芪30克。水煎服。

3.產後腸燥便秘：火麻仁、生地各12克，苦杏仁、桃紅、當歸各9克，枳殼6克。水煎服。或上述藥材各30克，同搗為細末，蜂蜜調丸如梧桐子大。每次服9克，溫水送服，每日3次。

4.下腹絞痛或下利赤白：當歸、黃連、黃柏各10克，乾薑5克。將上述藥材碾末，用烏梅汁調服，每日3次。

5.帶狀皰疹：當歸（研末）每次服0.5～1克，4～6小時服1次；或當歸浸膏片（0.5克/片），每次2～4片，口服，4小時服1次。

6.遺尿：當歸60克，車前子30克，炙麻黃10克。上述藥材加水500毫升煎至200毫升。每次用量：14歲以下者100毫升，14歲以上者200毫

升，睡前1小時服。7日為1個療程。

　　7.大便不通：當歸、白芷各20克，同碾末。每次服10克，每日服2次，米湯調服即可。

 ## 當歸豬肝

原料：當歸10克，豬肝60克。

做法：當歸與豬肝入鍋同煮，豬肝熟後切片食用。

主治：益肝明目。

 ## 當歸燉母雞

原料：母雞1隻（約1000克），當歸20克，薑、蔥、精鹽、料酒、味精各適量。

做法：母雞宰殺後剖洗乾淨，用開水汆透，放入涼水中洗淨，瀝乾水分；當歸洗淨，切塊；薑拍碎、蔥切段；將當歸、薑、蔥裝入雞腹，背朝下放入砂鍋，注入適量清水，加精鹽、料酒，大火燒沸，再改用小火燉至雞肉酥爛，調入味精即成。

主治：補血，保肝。

 ## 當歸燉豬心

原料：豬心1個，人參10克，當歸15克。

做法：人參、當歸洗淨切片，豬心去肥脂，洗淨。將人參、當歸塞入豬心內，放入鍋內，加沸水適量，小火燉3小時。

主治：益氣養血，補心安神。

龍眼肉——補養氣血，安神健脾

簡介 又名龍目、圓眼、益智、桂圓肉、蜜脾、亞荔枝。為無患子科常綠喬木植物龍眼的假種皮。產於廣東、廣西、福建、臺灣等地。

性味歸經：性溫，味甘。歸心、脾經。

功效主治：補益心脾，養血安神。主治厭食、食欲不振，驅除腸中寄生蟲及血吸蟲等。

用法用量：水煎服，每次10～15克，大劑量30克。

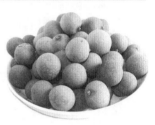

偏方

1.心悸：龍眼肉、白糖各500克，拌勻，隔水燉成膏，早晚食1湯匙。

2.水腫：龍眼肉、大棗各15克，紅糖30克，薑6克。水煎服。

3.脾虛泄瀉：龍眼肉14個，薑3片。水煎服，分早晚2次溫服。

4.貧血：龍眼肉泡酒服，或配伍黨參、白朮、當歸、白芍，水煎服，分早晚2次溫服。

5.頭暈目眩：龍眼肉、枸杞子各15克，菊花9克，水煎服，分早晚2次溫服。

6.失眠、心悸：龍眼肉、炒酸棗仁各10克，芡實12克，煮湯睡前飲。

7.盜汗：龍眼肉、山藥各20克，小甲魚1隻。加水適量，隔水蒸熟，食肉喝湯。

龍眼粥

原料： 鮮百合30克，龍眼肉、蓮子各15克，大棗5枚，糯米100克，白糖適量。

做法： 以上所有藥食材同入鍋，加水適量，煮成稀粥。

主治： 安神養心，補血益脾。

 ## 龍眼烏雞煲

原料： 龍眼肉20克，核桃15克，烏雞1隻，精鹽、薑各5克，料酒、蔥各10克，味精、胡椒粉各3克。

做法： 龍眼肉去雜質；核桃去殼，留仁；烏雞宰殺後，去毛、內臟及爪，剁成5公分見方的塊；薑拍鬆，蔥切段。所有藥食材同放高壓鍋內，用大火燒沸，蓋上減壓閥，10分鐘後停火，晾涼，倒入煲內，將煲置爐上燒沸，加入調料調味即成。

主治： 補氣血，益心脾，養血安神。

龍眼丹參汁

原料： 龍眼肉30克，丹參、遠志各15克，紅糖適量。

做法： 加水煎汁，再加適量紅糖調勻即可食用。

主治： 補益心脾，活血化瘀。

雞血藤——補血活血，舒筋活絡

簡介 又名血風、血藤。為豆科植物密花豆的乾燥藤莖。產於中國江南地區。

性味歸經：性溫，味苦、甘。歸肝、腎經。

功效主治：行血補血，調經，舒筋活絡。適用於月經不調、痛經、閉經、血虛萎黃、手足麻木、肢體癱瘓、風濕痹痛、跌打損傷等。

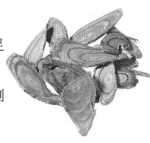

用法用量：水煎服，每次10～15克。大劑量可用30克，或浸酒服，或熬成膏服。

偏方

1.再生障礙性貧血：雞血藤100克，大棗10枚。煎汁，打入雞蛋4枚，分2次服，1日服完。

2.便秘：雞血藤60克，水煎服。每日1劑，代茶頻飲。

3.慢性支氣管炎：雞血藤、柴胡、木香、黑木耳各5克，木通、杏仁、桃仁各10克，白胡椒25個，炒白扁豆30個，木鱉子15克，巴豆、沉香、甘草、陳皮各2克，研成細末，用蛋清調敷雙側足心，每次用5克，每日換1次。

4.中風後遺症：黃芪、雞血藤、蜂蜜各30克。黃芪曬乾，蜜炙。雞血藤曬乾，切片，與黃芪同煎1小時，去渣取汁，兌入蜂蜜攪勻，每日上下午分服。

血藤牛筋湯

原料：牛蹄筋30克，補骨脂15克，雞血藤60克。

做法：牛蹄筋洗淨，補骨脂、雞血藤分別用清水洗淨，與牛蹄筋一起放入砂鍋內，加清水適量，大火煮沸後，改用小火煲至牛蹄筋熟爛，去渣調味食用。

主治：健脾補腎，益精活血。

烏雞血藤湯

原料：烏骨雞300克，雞血藤40克，黃精20克，當歸10克，墨魚肉150克，薑、料酒、蔥花、精鹽各適量。

做法：烏骨雞去內臟後連同諸藥材一同入鍋中，加水適量，用大火燒至將沸，除去浮沫。放入墨魚肉、薑、料酒、精鹽，改小火煨燉，至雞肉熟爛，加蔥花即可。

主治：養血祛風，潤燥止癢。

血藤大豆湯

原料：雞血藤、大豆各30克。

做法：將雞血藤和大豆同煮，至大豆熟爛後，去雞血藤藥渣即可。

主治：益氣補血。適用於血虛所致的月經量少、色淡、清稀，或小腹疼痛、頭暈眼花、食欲不振、面色蒼白、心悸耳鳴等。

熟地 —— 益氣養陰，補血益精

簡介 又名熟地黃、乾地黃、懷生地、地髓等。為玄參科植物地黃的乾燥根。產於河南、河北、內蒙古及東北等地。

性味歸經：性微溫，味甘。歸肝、腎經。

功效主治：養血滋潤，補腎益精。主治內傷引起的虛弱，通血脈，利耳目，黑髮鬚；也適用於男子五勞七傷、女子傷中氣、功能性子宮出血、月經不調、產前產後百病等。

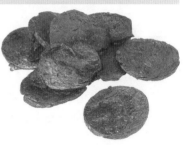

用法用量：水煎服，每次9～15克，大劑量可至30克；亦可入丸、散，或浸酒。

偏方

1.心煩不眠：熟地30克，酸棗仁15克，加水適量，煮取藥汁，加粳米100克，煮粥服食。

2.妊娠腹痛：熟地60克，當歸30克，微炒後碾為細末。調蜂蜜做成綠豆般的小丸。每次用溫黃酒服30丸。

3.鬚髮早白：熟地、何首烏、黑芝麻各15克，小黑豆30克。水煎服。

4.盜汗：熟地、甲魚殼、烏龜殼各15克，枸杞根12克。水煎服。

5.小便不暢：熟地20克，白茅根30克，小薊草15克。水煎服。

6.腰腿酸軟：烏骨雞1隻，熟地200克，飴糖150克。所有材料放雞肚內，蒸食。

7.血弱陰虛火旺、陽火盛：熟地3克，五味子、枳殼（炒）、甘草（炙）各9克。一起碾為細末，調蜂蜜做成丸狀。每次3克，每天服用3次。

8.頭痛、牙疼、失血：生石膏10克，熟地9克，麥冬6克，知母、牛膝各5克。加水適量，煎後溫服或冷服。

熟地當歸補血湯

原料：熟地24克，當歸12克，白芍19克，雞血藤15克。

做法：所有藥材一同用水煎，水沸1小時後，取湯溫服。

主治：補益精血。

熟地燉鮑魚

原料：熟地10克，黨參12克，鮑魚50克，菜膽100克，雞湯100毫升，精鹽5克，味精3克。

做法：熟地洗淨，切薄片；黨參切段；鮑魚切薄片；菜膽洗淨，切成5公分長的節。把熟地、黨參、鮑魚、菜膽、精鹽、味精放入燉鍋內，加入雞湯，用大火燒沸，再用小火燉煮25分鐘即成。

主治：滋陰補血。

熟地延年茶

原料：何首烏8克，地骨皮、茯苓各5克，熟地、天冬、麥冬、人參各3克。

做法：將上述各原料碾成粗末，放入熱水瓶中，以沸水沖大半瓶，蓋燜浸泡20～30分鐘即可。

主治：補腎益精，益壽延年。

白芍——養血調經，平肝止痛

簡介 又名金芍藥、白芍藥。為毛茛科多年生草本植物芍藥的根。產於浙江、安徽、四川等地。

性味歸經：性微寒，味苦、酸。歸肝、脾經。

功效主治：平肝止痛，養血調經，斂陰止汗。適用於月經不調、痛經、崩漏、陰虛盜汗、表虛自汗、肝氣不和之胸脅脘腹疼痛、四肢拘急作痛，肝陽上亢的頭痛眩暈等。

用法用量：每次6～15克，大劑量15～30克，水煎服。

偏方

1.婦女妊娠腹痛：當歸、川芎各90克，白芍500克，茯苓120克，澤瀉250克。共搗為散，每日3次，每次2克，用黃酒和服。

2.大小便不通：大黃、白芍各60克。碾末，調蜂蜜為丸，如梧桐子大。每次服4丸，每日3次。

3.牙痛：白芍、甘草各15克，蒲公英30克，細辛3克。水煎服，每日1劑。

4.習慣性便秘：白芍24～40克，生甘草10～15克。水煎服，每日1劑。

5.細菌性痢疾：白芍12克，白頭草15克，黃芩10克，唐松草（毛茛科）5克，水煎服。每日1劑。

6.**慢性肝炎**：五指毛桃根、白背葉根各30克，丹參20克，白花蛇舌草、白芍各15克。水煎服，每日1劑。連用3～4個月。

白芍粳米粥

原料：白芍30克，粳米100克，麥芽糖適量。

做法：白芍加水煎取汁液3次，再用其藥汁加粳米熬煮成粥，臨出鍋前加入麥芽糖拌勻即可。

主治：養血調經，平肝止痛。

白芍瘦肉湯

原料：豬瘦肉250克，白芍、石斛各12克，大棗4枚，精鹽適量。

做法：豬瘦肉切塊，白芍、石斛、大棗洗淨；把全部藥食材放入鍋內，加清水適量，大火燒沸後，小火煮1小時，放精鹽調味即可。

主治：益胃，養陰，止痛。

蝦仁白芍湯

原料：蝦仁、蒲公英各25克，白芍15克。

做法：以上三種藥食材，加適量水，煎湯。

主治：補益氣血。

第五節 氣鬱體質宜理氣寬中

香櫞——疏肝理氣，寬中化痰

> **簡介** 為芸香科植物枸櫞或香圓的乾燥成熟果實。秋季果實成熟時採收，趁鮮切片，曬乾或低溫乾燥。香圓也可整個或對剖兩半後，曬乾或低溫乾燥。

性味歸經： 性溫，味辛、苦、酸。歸肝、脾、肺經。

功效主治： 疏肝理氣，寬中，化痰。用於肝胃氣滯，胸脅脹痛，脘腹痞滿，嘔吐噯氣，痰多咳嗽。

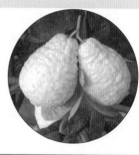

用法用量： 每次用3～10克。

偏方

1.鼓脹： 陳香櫞1個（連瓤），大核桃肉2枚（連皮），縮砂仁6克（去膜）。各藥煅存性為散，砂糖拌調。空腹頓服。

2.治咳嗽： 香櫞（去核）切作細片，用酒同入砂瓶中，煮令其熟爛，黃昏至五更，用蜜拌勻。當睡中喚起，用匙挑服。

3.氣逆不進飲食或嘔噦： 陳香櫞2個，真川貝150克（去心），當歸55克（炒黑），白通草（烘燥）、陳西瓜皮各50克，甜橘梗15克。共研細末，用白檀香劈碎，煎濃汁，做成丸，如桐子大。每日2～3次，每服15克，開水送服。大虛者酌用。

4.肝鬱化火症：柴胡、香櫞各3克，梔子、蓮子心各2克，開水沏，代茶飲。

二香玫瑰茶

原料：香櫞、香附、玫瑰花各3克。

做法：開水沏，代茶飲。

主治：疏肝解鬱，理氣活血，調經止痛。適用於肝氣鬱結症和氣滯血瘀症。

二香粥

原料：香附、香櫞各3～5克，粳米50克，白糖適量。

做法：將香附和香櫞一同放入砂鍋中，倒入適量清水浸泡，煎取藥汁，去渣後和淘洗乾淨的粳米一同放入鍋中熬粥，將熟時調入少許白糖繼續煮1～2沸即可。

主治：疏肝解鬱理氣。適用於肝氣鬱結症、肝鬱氣滯症。

蒸香櫞

原料：鮮香櫞1～2個，等量麥芽糖。

做法：將香櫞洗淨後切碎，放至有蓋的碗內，加入麥芽糖，隔水蒸數小時至香櫞稀爛。每次服1匙，早晚各服1次。

主治：痰濕咳嗽、哮喘。

佛手——疏肝理氣，和胃止痛

簡介 又名佛手柑、蜜羅柑、福壽柑、五指柑。為芸香科植物佛手的果實。產於廣東、廣西、福建、雲南、四川、浙江、安徽等地。

性味歸經：性溫，味辛、苦、甘。歸肝、脾、胃經。

功效主治：疏肝理氣，和胃止痛。適用於肝鬱氣滯引起的胸脅脹痛、胃脘痞滿、食少嘔吐及咳嗽日久痰多，兼胸悶作痛等。

用法用量：每次3～10克，水煎服，或泡茶飲用。

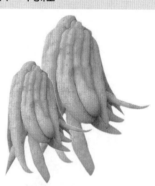

偏方

1.慢性胃炎，胃脘寒痛：佛手30克，洗淨，清水潤透，切片，放瓶中，加低度優質白酒500毫升。密封，浸泡10日後飲用，每日2次，每次15毫升。

2.哮喘：佛手9克，藿香6克，薑皮2克。水煎服，分早晚2次溫服。

3.濕痰咳嗽：佛手10克，或加薑6克。水煎去渣，加白糖溫服。

4.消化不良：佛手、陳皮各6克，山楂10克，粳米50克。煮粥食。

5.慢性氣管炎：佛手、陳皮、半夏各6克，茯苓12克，萊菔子10克。水煎服，分早晚2次溫服。

佛手瘦肉湯

原料：豬瘦肉250克，烏蘞莓60克，佛手10克。

做法：將烏蘞莓洗淨，切碎；佛手洗淨；豬瘦肉洗淨，切塊。將全部藥食材一同放入鍋中，加適量清水，大火煮沸，改小火再煮1～2小時，調味即可。

主治：行氣止痛，健脾和胃。

佛手炒魷魚

原料：鮮佛手300克，魷魚1條，豬肉50克，青椒1個，蔥白、精鹽、料酒、澱粉、胡椒粉、食用油、芝麻油各適量。

做法：將發好的魷魚切絲浸入適量料酒中；豬肉切絲，放入料酒、澱粉、精鹽醃泡；佛手洗淨，切成細絲；青椒去籽，切絲；蔥白切斜片。鍋燒熱，放入食用油煸炒豬肉，變色後取出待用；再放入蔥白、魷魚、佛手、青椒翻炒，加入豬肉、精鹽拌勻，撒入胡椒粉，淋上芝麻油即可。

主治：行氣強身。

佛手玫瑰花茶

原料：佛手10克，玫瑰花6克。

做法：將佛手和玫瑰花用沸水沖泡5分鐘即可。

主治：和胃止痛，理氣解鬱。

鬱金——行氣解鬱，清心涼血

簡介 為薑科多年生草本植物鬱金、莪朮、薑黃或廣西莪朮的塊根。以浙江所產的品質最佳。

性味歸經：性寒，味辛、苦。歸肝、膽、心、肺經。

功效主治：具有行氣活血，清心開竅，疏肝解鬱，清熱涼血之功。治胸脅疼痛、脘腹疼痛、月經不調、痛經、跌打損傷、熱病神昏、血熱吐衄、血淋、黃疸等。

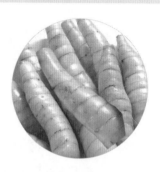

用法用量：水煎服，每次3～9克。

偏方

1.產後心痛：鬱金2克，燒焠為末，用米醋送服。可治血氣上沖欲死、產後心痛等。

2.鼻出血、吐血：鬱金適量，研細，溫水送服，每日2次，每次1克。

3.月經不調：柴胡、鬱金、佛手、玫瑰花各1克，延胡索、益母草各1.5克。水煎服，每日1劑。

4.膽結石、黃疸：鬱金、熊膽、明礬、火硝各等份，碾細為丸或做散劑。每日2次，每次服用3～9克。

5.痔瘡：鬱金適量研為細末，用清水調為糊狀，塗於患處。每日數次。

6.尿血不止：鬱金30克，搗為末，與蔥白1把共同水煎，去渣溫服，每天分早中晚3次服。

荷葉鬱金粥

原料：鬱金15克，荷葉20克，山楂30克，粳米100克，冰糖5克。

做法：粳米、山楂洗淨，荷葉洗淨撕成小塊，與鬱金一同放入開水中煎煮，大火煮10分鐘，煮好後撈出荷葉、鬱金，留汁備用。將粳米、山楂、冰糖放進藥汁中，大火煮20分鐘，換小火煮10分鐘即成。

主治：此方具有降壓作用，適合高血壓患者食用，對老年人尤有明顯功效。

 ## 柴鬱蓮子粥

原料：柴胡、鬱金各10克，蓮子15克，粳米100克，白糖適量。

做法：蓮子搗成粗末，粳米淘洗乾淨；將柴胡、鬱金放入鍋中，加適量清水煎煮，濾去渣滓，加入蓮子末、粳米煮粥，粥熟時，加入白糖調味即成。

主治：疏肝解鬱，固攝乳汁。可用於防治產後肝氣鬱結導致的乳汁自出。

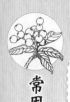

玫瑰花 ——行氣解鬱，安心寧神

簡介 又稱徘徊花、刺玫花。為薔薇科落葉灌木植物玫瑰初開的花。主產於江蘇、浙江、福建、山東、四川、河北等地。

性味歸經：性溫，味甘、苦。歸肝、脾經。

功效主治：止痛和血，行氣解鬱。主治胃氣痛、食少嘔惡、月經不調、跌撲傷痛等。

用法用量：水煎服，每次3～6克；或浸酒代茶飲用。

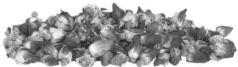

偏方

1.月經不調：初開的玫瑰花蕊300朵，新汲水（新打上來的井水）倒入砂鍋內煎取濃汁，濾渣再煎，以紅糖500克收膏，放入瓷瓶內密封備用，早晚用開水沖服。

2.肝風頭痛：玫瑰花3～4朵，蠶豆花9～12克，以沸水泡，代茶飲。

3.腫毒初起：玫瑰花去心蒂，焙為末3克。優質白酒和服。

4.乳癰初起屬鬱症：取初開玫瑰花30朵，陰乾，去心蒂，以陳酒煎，飯後服。

5.肺病咳嗽吐血：鮮玫瑰花搗汁，燉冰糖服。

6.肝胃氣痛：玫瑰花陰乾，沖湯代茶服。

首烏玫瑰鹵雞肝

原料：玫瑰花3朵，雞肝250克，何首烏、紹酒各10克，精鹽8克，
大料2粒，花椒2克，肉桂3克，上湯1000克，白糖、雞精、
醬油、蔥段、薑片各5克。

做法：將玫瑰花掰開、洗淨；何首烏切薄片，雞肝洗淨。將除雞肝
外所有藥材放入鍋中，加入上湯1000克，用大火燒沸，下入
雞肝和調料，煮至雞肝熟時即可。

主治：活血化瘀，寧心安神，改善睡眠。

玫瑰花雞蛋湯

原料：玫瑰花、萼梅花各10克，雞血藤30克，雞蛋2個，白糖適
量。

做法：將上述材料放入鍋中煮至蛋熟；將雞蛋去殼再煮片刻，以白
糖調味，飲湯食蛋，每日1次。

主治：黃褐斑、面色無華、斑疹、胸脅脹悶、月經不調等。

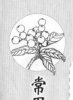

烏藥——行氣止痛，溫腎散寒

> **簡介** 又名台烏藥、烏藥片，為樟科灌木或小喬木植物烏藥（天臺烏藥）的根，全國各地均產。

性味歸經：性溫，味辛，入肺、脾、腎、膀胱經。

功效主治：行氣止痛，溫腎散寒，善於行氣散寒止痛，又能溫腎和膀胱而縮尿。

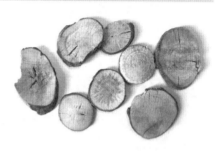

用法用量：煎湯或製成丸劑，每次用量6～10克。

偏方

1.產後氣逆，食滯脹痛：陳皮、藿香、枳殼各4.5克，厚樸3克，澤瀉、烏藥、香附各6克，木香3克，水煎服。

2.七情憂思所致之脹滿痞塞：台烏藥、香附、沉香、砂仁、橘紅、半夏各等量，共研為末。每服6克，燈心湯調服。

3.胎前、產後血氣不和所致之腹脹痛：烏藥、香附、當歸、川芎（俱酒炒）各9克，水煎服。

4.小腸疝氣：烏藥30克，升麻24克，水二盅，煎作一盅，露一宿，空腹熱服。

5.氣血凝滯之脹痛者：香附（鹽、酒、童便、醋四分製之）、烏藥各等量，共研細末，酒下1.2～1.5克。

烏藥羊肉湯

原料：烏藥、高良薑各10克，羊肉100克，白芍25克，香附8克，生薑、蔥、黃酒、花椒、白糖、鹽各適量。

做法：將烏藥、高良薑、白芍、香附、花椒研末，裝入紗布袋內，放入砂鍋中；羊肉洗淨，切小塊，放入砂鍋中，加入適量清水，先用大火煮沸，後轉成小火慢燉至羊肉爛熟，放入生薑、蔥、黃酒、白糖，煮1～2沸，取出紗布袋，調入鹽即可。食肉飲湯，每天1劑。

主治：溫脾散寒，益氣補腎。

 烏藥粥

原料：烏藥10克，大米100克，白糖適量。

做法：將烏藥擇洗乾淨後放入鍋中，加適量清水，浸泡5～10分鐘後，水煎取汁。再加入淘洗乾淨的大米，熬粥，粥熟後用白糖調服。每天服1劑，連服3～5天。

主治：行氣止痛，溫腎散寒。適用於寒凝氣滯導致的胸悶脅痛，脘腹脹痛，寒疝腹痛，小便頻數，遺尿等。

第六節 血瘀體質宜活血化瘀

丹參 ——活血祛瘀，活血通經

簡介 又名紫丹參、赤丹參、紅根、活血根、靠山紅、大紅袍、蜜罐頭等。為唇形科多年生草本植物丹參的根。主產於安徽、山西、河北、四川、江蘇等地。

性味歸經：性微寒，味苦。歸心、肝經。

功效主治：祛瘀止痛，活血通絡，清心除煩。適用於月經不調、血滯經閉、產後瘀滯腹痛、脘腹疼痛、肝脾腫大、熱痺腫痛、斑疹、失眠、神經衰弱等。

用法用量：水煎服，每次6～15克，大劑量可用至30克；也可碾末調服，每次2～3克。另外，清熱、涼血、除煩宜生用。

偏方

1.經血不調：丹參碾粉，每服6克。

2.胸痺：丹參30克，黨參10克，生三七粉2克（沖服），白菊花15克，沸水泡服當茶飲。

3.肝炎：丹參60克，茵陳30克，紅糖15克。水煎服，分早晚2次溫服。

4.神經衰弱，失眠，健忘，心煩：丹參30克，生酸棗仁10克，水煎服，分早晚2次溫服。

5.血瘀氣滯之心胃諸痛：丹參30克，檀香、砂仁各4.5克，水煎服，分早晚2次溫服。

6.神經衰弱：丹參200克，白酒1000毫升。丹參碾粗粉，加白酒，密封浸漬14日，每次10毫升，每日2次。

丹參首烏煲大棗

原料：何首烏40克，豬腿肉240克，丹參20克，大棗（乾）100克，精鹽4克。

做法：何首烏、丹參、大棗、豬腿肉分別用水洗淨，何首烏、丹參切片，大棗去核，豬腿肉切塊，全部藥食材（除精鹽外）放入煲中，加適量水，大火煲至水沸，改用中火繼續煲2小時，加入精鹽調味，即可飲用。

主治：滋補血氣，養心安神，活血祛瘀，烏鬚黑髮。

丹參茶

原料：丹參15克，砂仁3克，檀香屑1.5克。

做法：將丹參、砂仁、檀香屑三藥混勻，製成每袋20克的藥袋，用沸水泡10～20分鐘後，即可代茶飲用。

主治：行氣活血，化瘀止痛。

三七——散瘀止血，消腫止痛

簡介 又名田七、漢三七、金不換、人參三七。為五加科植物三七的乾燥根莖。產於雲南、廣西等地。

性味歸經：性溫，味甘、微苦。歸肝、胃經。

功效主治：散瘀止血，消腫止痛。適用於體內外各種出血、跌打損傷、瘀滯腫痛、胸痺絞痛等。

用法用量：水煎服，每次3～10克；碾末沖服，每次1～3克。

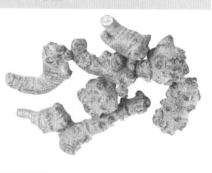

偏方

1.胃出血：三七7～10克，鬱金、熟大黃、牛膝各10克。水煎服。

2.上消化道出血：三七粉，每次1～1.5克，溫開水送服，每日2～3次。

3.心絞痛：三七粉，每次1～1.5克，每日3次，溫開水送服。

4.褥瘡：三七鮮葉洗淨甩乾，搗爛敷於傷口表面，紗布包紮，1～2天更換1次，至癒合。

5.胃及十二指腸潰瘍：三七粉12克，白及9克，烏賊骨3克。一起碾為細末，日服3次，每次3克，開水送服。或用三七單味碾末內服。

三七烏雞湯

原料：三七10克，烏雞1隻，薑片、蔥段各3克，精鹽、味精、料酒
、芝麻油各適量。

做法：三七碾末；烏雞宰殺洗淨，去內臟及爪。以上藥食材與料酒
同放入鍋內，加水適量，置於大火上燒沸，再用小火燉煮約
35分鐘至熟，加入精鹽、味精、芝麻油調味。

主治：止血散瘀。

三七靈芝瘦肉湯

原料：豬瘦肉250克，龍眼肉15克，靈芝30克，三七6克，薑、精鹽
各適量。

做法：豬瘦肉洗淨，切塊；靈芝去雜質，洗淨，切小塊；三七、龍
眼肉分別洗淨。將所有藥食材（除精鹽）一起放入鍋中，加
適量清水，大火煮沸，改小火再煮3小時，放精鹽調味即可
。

主治：養心安神，祛瘀止痛。

三七蒸鴿子

原料：三七3克，鴿子1隻。

做法：三七碾細末，鴿子宰殺、洗淨、去內臟，藥粉裝入鴿子腹中
，蒸熟食用。

主治：活血養血。

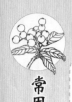

川芎 ——活血行氣，祛風止痛

簡介 又名香果、撫芎、西芎、胡芎、台芎、慣芎、杜芎、芎藭、京芎、坎川芎等。為傘形科多年生草本植物川芎的根莖。產於四川、貴州、雲南等地。

性味歸經：性溫，味辛。歸肝、膽、心包經。

功效主治：活血行氣，祛風止痛。具有抗血栓、擴張血管、降血壓、解痙、降低血液黏稠度、抗心肌缺血損傷、抗過敏、促進造血、抗肝纖維化、益智等作用。

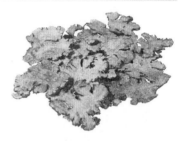

用法用量：內服：水煎湯，每次3～10克；或入丸、散。外用：碾末撒或調敷。

偏方

1.急性鼻炎：川芎20克，綠茶5克，紅糖適量。用沸水400毫升煎至250毫升，去渣取汁，飲用。

2.右心衰竭：川芎、赤芍、丹參、雞血藤、澤蘭各15克，黨參、益母草、麥冬各25克，附子、五加皮各10～15克。水煎服。

3.陰血虧虛：川芎、生地、當歸、黃芪、防風、天麻、秦艽、全蠍、白朮、荊芥各等量，碾末製成蜜丸，每次6克，每天3次。

4.藥物性皮炎：生甘草、白芍、熟地各30克，川芎、地膚子各15克。水煎服，每日1劑。

川芎燉魚頭

原料：魚頭1個，白芷30克，天麻25克，川芎10克，大棗5枚，精鹽、味精、蔥花、薑末各適量。

做法：魚頭洗淨，剖開，放入燉盅內；天麻切片；大棗去核；白芷、川芎用紗布包好。將所有藥食材一起放入燉盅內，再加入精鹽、味精、蔥花、薑末，隔水燉熟即可。

主治：養陰柔筋，疏風通絡。

 ## 川芎黨參湯

原料：白酒、白芍、生地、紅花、香附、黨參、白朮、當歸各10克，沙參15克，茯苓、川芎、木香各6克。

做法：以上各味藥材同入砂鍋，先大火後小火，煎取藥汁，再取藥渣煎1次，合2次藥汁為液服用。

主治：養血美容。

水蛭——破血通經，逐瘀消癥

簡介 俗名螞蟥，最早記載於《神農本草經》中，有很高的藥用價值，夏、秋二季捕捉，用沸水燙死，曬乾或低溫乾燥。

性味歸經：性平，味鹹、苦。歸肝經。

功效主治：具有破血通經，逐瘀消癥的功效。用於血瘀經閉，癥瘕痞塊，中風偏癱，跌撲損傷。

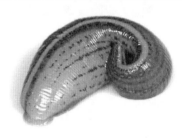

用法用量：煎服，1.5～3克；研末服，0.3～0.5克。

偏方

1.漏血不止：水蛭炒為末，酒服3克，日服2次，惡血消即癒。

2.月水不通：用乾獺膽1枚，乾狗膽、砂、川椒（炒去汗、目）各0.3克，水蛭（炒黃）10枚，為末，醋糊丸綠豆大。飯前服5丸，當歸酒下，每日3次。

☕ 水蛭山藥粥

原料：生水蛭30克，生山藥250克，紅糖適量。

做法：水蛭曬乾研粉，山藥研為細末。每次取山藥末20克，用冷水調勻後熬稀粥，調入適量紅糖，送水蛭粉1～2克，每天2次。

主治：血滯經閉，瘀血作痛。但血虛經閉者忌服。

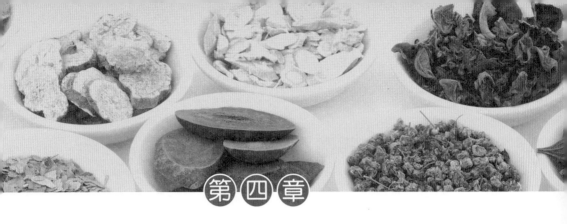

第四章

中藥美容
——元真通暢，人即安和

　　隨著現代人生活理念不斷豐富，利用中藥美容逐漸成為一種新潮。中藥美容是通過中藥的外用、內服來達到延緩衰老、駐顏美白、防病健身或治療疾病的目的。

　　一般來說，中藥美容分為保健與治療兩種。保健型中藥，多能達到美白、潤膚、除皺等功效；治療型中藥，則能補益某些損害美觀的疾病。以傳統中藥為支撐，美容的內容將會更加豐富，為現代人的生活增添更多靚麗的風采。

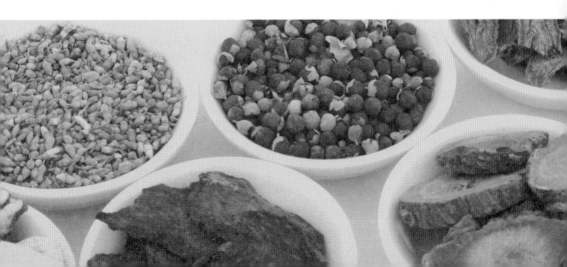

第一節 生髮類中藥

如今，脫髮的問題困擾著很多年輕人，面對著經常掉髮，人們心中難免有些不是滋味。很多人尋找各類偏方治療，尤其是許多快速生髮的特效藥。其實，中藥生髮是通過調理人體整體氣血、營養需要來進行綜合治療。脫髮是一種慢性病，需要根據個人體質，對症調理。比如當歸、天麻、白芍、菟絲子等，都屬於養血祛風類中藥，通過調理身體，補氣養血，可有效促進頭髮生長。

◎ 香髮散

原料： 白芷92克，零陵香30克，檀香18克，辛夷、玫瑰花各15克，大黃、丹皮、甘草各12克，公丁香、山柰、蘇合香各10克，細辛3克。

做法： 上藥共研細末，用芝麻油拌勻，晾乾，再研成細粉。用熱水將頭髮洗淨，晾乾後把藥粉均勻抹在頭髮上，10分鐘後洗淨。

功效： 零陵香、山柰、檀香、細辛、公丁香等氣味辛溫燥烈、芳香通竅，可以香髮護髮，使落髮重生，至老不白。

◎ 水仙方

原料： 水仙適量（花、葉、根不限）。

做法： 把水仙放進清水中，用中火煎煮，去渣取汁備用。用藥汁洗髮，每日1次。

功效： 香澤頭髮，潤澤肌膚。

何首烏方

原料：何首烏100克，核桃仁400克，黑芝麻1000克。

做法：一起炒乾，磨成粉。每次25克，用紅糖水調服，一日2次，連服1個月。

功效：服用3～4個月後，可使白髮轉黑，忌蠶豆、肥肉、油炸食物。

香髮油

原料：零陵香30克，芝麻油2400毫升。

做法：將零陵香放進芝麻油內，用文火隔水蒸半日，取油備用。洗完頭髮後，將藥油抹於頭髮上。

功效：香髮潤髮。

加味四君子湯

原料：人參12克，白朮、茯苓、熟地各9克，炙甘草1.5克。

做法：煎湯，每日1劑，分2次服。

功效：補氣健脾，烏髮亮髮。

地骨皮方

原料：地骨皮、乾地黃各150克，菟絲子、白蒺藜、桃仁各120克，懷牛膝、覆盆子、黃芪、五味子各90克。

做法：製成蜂蜜丸藥，如梧桐子大，每日服2次，每次服30丸，空腹以溫酒服下，開水送服亦可。

功效：益氣血，烏髮潤髮。

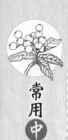

◎ 洗髮膩垢方

原料：葆葉、芝麻葉、皂角、澤蘭各50克。

做法：上述藥物加水適量煎煮，去渣取汁。用藥水洗頭。

功效：葆葉、芝麻葉含膠質物，能潤澤頭髮；皂角可除濕毒，外用
洗頭去油垢，光澤生髮；澤蘭含芳香之揮發油，活血化瘀，
促進頭皮血液循環。洗髮之後，使頭髮芳香、光澤、潔淨。

◎ 香髮木樨油

原料：清晨採摘半開的木樨花（即桂花）。

做法：將木樨花去莖、蒂放入乾淨的瓶中，加入芝麻油，再放入瓷
器中，用油紙密封，置於鍋內煎熬，然後提出放陰涼處，
10日後，將花油濾出，倒入罐中密封。用油抹髮。

功效：桂花氣味芳香，含多種芳香物質。芝麻油可潤髮香髮，治毛
髮乾枯不澤。

第二節 潤膚祛皺類中藥

　　皮膚分為表皮、真皮和皮下組織三層。表皮層是真皮和皮下脂肪的重要保護屏障，而真皮是皮膚中最為重要的一層，含有豐富的皮脂腺、汗腺、毛細血管等，毛髮即根植於真皮層。腺體分泌的油脂和水分能滋潤皮膚，豐富的膠原和彈力纖維使皮膚更具彈性。

　　皮膚衰老，主要體現在表皮層變薄和真皮層萎縮。其實，年齡增長是導致皮膚衰老最主要的原因。通過中藥調理，能夠延緩皮膚衰老，重現潤滑肌膚。

◎ 桑菊杞葉液

原料：桑葉、枸杞子、菊花各10克。以鮮品為好。若無鮮品，乾品亦可。

做法：上述三種原料加水煮沸15～20分鐘，紗布過濾後備用。用棉花蘸液塗臉，保持15分鐘，可每日使用。

功效：使皮膚光滑、紅潤，並可防凍、消炎。適合粗糙、有輕度紅腫的皮膚。

◎ 橘皮醇蜜液

原料：橘皮50克（乾品25克），白酒100毫升，蜂蜜25克。

做法：橘皮撕碎，浸入白酒內，再加入蜂蜜，1周後去渣取汁，貯冰箱備用。用時塗抹於皮膚上，保持15分鐘後以溫水洗淨。

功效：滋潤皮膚，除皺。

◎ 蒲公英增白液

原料：鮮蒲公英50克，黃瓜汁10毫升，檸檬汁10毫升。

做法：蒲公英切碎，沖入開水浸泡30～60分鐘，過濾、冷卻後加入預先製好的黃瓜汁和檸檬汁，混勻備用。每日早晚洗臉前用其塗臉，保持10分鐘。

功效：有增白、除敏作用，可使面部逐漸白嫩。尤其適宜有紅腫瘡癤的皮膚，膚色黧黑或長有色斑的皮膚。

◎ 車前潤膚液

原料：車前草葉200克，冷開水適量。

做法：將車前草葉片用紗布包好、榨汁，再加入等量冷開水即成。若無鮮品，可用乾車前草葉50克煎水100毫升，過濾即可使用。塗擦面部，邊塗邊按摩，保持15分鐘以上。

功效：潤澤肌膚，使面部皮膚光滑細嫩。對影響美容的面部疾病有緩解作用。

◎ 洗面光彩液

原料：冬桑葉20克。

做法：水煎冬桑葉，15分鐘後去渣取汁，再加熱濃縮即成，放入冰箱內備用。每天早晨洗臉時，於洗臉水中加入約30毫升冬桑葉煎液。

功效：適用於雀斑、黧黑斑、粉刺等問題皮膚。它既有治療作用，又能使面部美白增色，更加光彩照人。如用之洗頭，可令頭髮潔潤光亮。

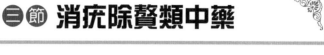

第三節 消疣除贅類中藥

　　尖銳濕疣是由人類乳突病毒感染所致的生殖器會陰、肛門等部位的表皮瘤樣增生。尖銳濕疣的病原體是人類乳突病毒，存在於人的皮膚或黏膜上。其好發部位在男女外生殖器及肛周、陰莖等，生殖器以外的部位偶可發生，如腋窩、臍窩、乳房、趾間等。尖銳濕疣初發損害為小而柔軟的淡紅色丘疹，逐漸發展增多、增大，相互融合成乳突樣、菜花樣、雞冠樣等不同形態的贅生物。

菝葜飲

原料： 菝葜根500克，甘草25克。

做法： 水煎2次，濾液合併，再以文火濃縮至100毫升，每次服50毫升，每日2次。

主治： 尖銳濕疣之毒熱者。

消疣湯

原料： 板藍根、馬齒莧、生薏苡仁、土茯苓各30克，白鮮皮、赤芍、苦參、黃柏、蜂房各20克，大蜈蚣2條，生甘草10克。

做法： 每日1劑，水煎3次，1～2煎內服。第3煎可加艾葉10克，明礬15克，狼毒12克，冰片10克，熏洗，每次熏洗20分鐘，每日2次，1週為1個療程，每個療程間隔2天。

主治： 尖銳濕疣。

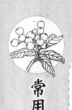

蛇舌草飲

原料：白花蛇舌草30～60克，蜂蜜適量。

做法：水煎取汁，去渣，調入蜂蜜適量，頻飲。

主治：尖銳濕疣之毒熱者。

消疣洗劑

原料：薄荷、文蛤、芒硝、大黃、當歸、苦參、明礬、硼砂各30克，紅花10克，木鱉子15克，冰片6克。

做法：水煎熏洗患處，每日1劑，每次熏洗15分鐘，每日3次。

主治：尖銳濕疣。

蛇硼二黃散

原料：蛇床子40克，黃柏60克，硼砂、川椒、血竭、蜈蚣各30克，雄黃、枯礬、輕粉各20克，冰片15克。

做法：共研為細末，用醋調成糊狀外塗患處，每日1～2次。

主治：尖銳濕疣。

花根除疣湯

原料：野菊花、土茯苓各30克，金銀花、甘草、板藍根、山豆根、射干、連翹、茯苓、山梔子、黃柏、蒼朮各10克，山慈姑5克。

做法：水煎服，每日1劑。

主治：尖銳濕疣。

薏糖散

原料：薏苡仁500克，白砂糖500克。

做法：薏苡仁研成粉末，將二者混勻，每日口服3次，每次一湯匙。

主治：尖銳濕疣。

醋香散

原料：醋香附10克，雞蛋1個。

做法：醋香附磨細，加入麵粉，加雞蛋攪拌均勻，用油煎炒食之。每日2次。或醋調外敷局部。

主治：尖銳濕疣。

苦參蒺藜湯

原料：苦參10～15克，白蒺藜15克，大青葉30克。

做法：水煎服。每日1劑，連服7～10天。

主治：尖銳濕疣。

根葉煎

原料：板藍根、大青葉各30克，金錢草、黃柏各9～15克，大黃6～12克。

做法：水煎服。外洗者，加苦參、蛇床子各9克，水煎外敷。

主治：尖銳濕疣。

常用中藥補養速查

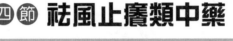

第四節 祛風止癢類中藥

在臨床中，皮膚瘙癢並不少見。雖病症不大，但患者十分痛苦，瘙癢多發於頭部、上肢、背部、胸腹等部位。患者常反復抓撓，個別患者會出現丘疹，甚至出現流水。劇癢時會影響正常的工作學習，甚至徹夜難眠，嚴重影響患者的身心健康。中醫多以清熱利濕、解毒止癢、養血疏風等原則治療皮膚瘙癢，療效顯著。

黃酒浸棗

原料：紅棗300枚，生薑40克，黃酒500克。

做法：先將瓷罈洗淨，曬乾，生薑切絲與洗淨的大棗拌勻放入罈內，倒入黃酒，使每個棗都沾上黃酒。將罈口密封45天左右，即可食用。每次食棗4～5枚，每日1～2次。

功效：紅棗補氣血，用黃酒泡後擅走經絡而祛風。

雄黃外洗劑

原料：地膚子30克，蛇床子25克，黃柏、防風、荊芥、地丁各20克，苦參、白鮮皮、千里光、連翹、金銀花、丹皮、雄黃（另包）各15克。

做法：除雄黃外，水煎沸30分鐘，去渣留液，將雄黃放入藥液中化開。在避風處，先用新毛巾蘸藥液擦洗，待藥液不燙時再用藥液洗。每日洗1～2次，藥液可反復使用4～5次。此為外洗劑，不可內服。

功效：祛風止癢。

祛風止癢湯

原料：白鮮皮、地膚子各30克，蛇床子、荊芥、防風、生地、當歸、烏梅、五味子各10克，蟬衣、甘草各5克。

做法：每天1劑，煎2遍，將藥液和勻，每日2～3次分服。

功效：清熱解毒，除濕祛風止癢。

注意事項：患者應避免吃刺激性食物，如辛辣食物、酒、咖啡等，切忌搔抓、摩擦、熱水刺激、肥皂擦洗或亂抹成藥、抽煙等。

蟬衣粥

原料：蟬蛻15克，當歸、生地各9克，大米50克。

做法：蟬蛻、當歸、生地先水煎取汁，再用藥汁加大米熬粥（藥汁不夠可加清水），粥熟時即可食用。每日早晚各食用1次，連續1周。

功效：蟬蛻祛風，當歸、生地養陰補血。共熬粥，有養血祛風之妙用。

黃芪血藤瘦肉湯

原料：黃芪25克，雞血藤15克，豬瘦肉150克，精鹽適量。

做法：黃芪、雞血藤擇淨，放入藥鍋中，加入清水適量，浸泡1分鐘後水煎去渣取汁，加入切好的豬瘦肉片煮，快熟時加入精鹽調味即可服食。每日1劑，連服7～10劑。

功效：此藥膳可益氣養血，祛風止癢。黃芪補氣生血，雞血藤行血補血，氣血行則風可祛。

桑葉茶

原料：桑葉500克。

做法：隔水蒸煮消毒，去除雜物，乾燥處理後備用。每日15克，沸水浸泡作茶飲，1個月為1個療程。

功效：疏風清熱，清肝明目。

芪歸羊肉湯

原料：黃芪30克，當歸10克，羊肉500克，調味品適量。

做法：將諸藥擇淨，包入紗布袋，紮緊口；羊肉洗淨，切塊，與藥包、調味品同放入鍋中，加入清水適量，文火燉熟服食。每3日1次，連續服5次。

功效：此藥膳適於體質偏寒、氣血雙虧且皮膚瘙癢的老年人服食。

第五節　美白類中藥

　　俗話說，「一白遮三醜」，膚色對一個人的影響是不可忽視的。隨著健康觀念的提升，人們將關注的目光轉向中藥，找到了很多行之有效可以美顏的方法。在美容美白方面，中藥美白是一種既安全又有效的方法。

◎ 白蘞祛斑面膜

原料：冬瓜仁30克，白蘞20克，當歸、麵粉各15克，辛夷9克。

做法：白蘞、冬瓜仁研細末，與麵粉混勻，裝罐備用；當歸、辛夷煎汁150毫升，過濾去渣。以適量藥汁配合粉末，調成糊狀即可。避開眼唇，抹於臉部和頸部，15分鐘後，清洗乾淨。每週1～2次，每次敷臉以10～15分鐘為限。

功效：嫩白祛斑。

◎ 牛奶美白面膜

原料：牛奶適量。

做法：將紗布浸入牛奶，濕透後敷面，半小時後用清水洗去，每日1次。皮膚被曬過度出現紅斑，可用牛奶塗擦曬斑部位，再用檸檬敷面，1周後斑點變小，隨後將黃瓜搗爛，加入葛粉和適量蜂蜜，塗擦幾次，可消除斑點。

功效：美白祛斑。

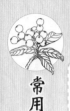

◎ 雞蛋清美白面膜

原料：雞蛋清1個，麵粉、黃瓜汁適量。

做法：雞蛋清加入少許麵粉和黃瓜汁，調成糊狀，每晚塗在臉上，半小時後洗去。

功效：使皮膚光滑細膩。

◎ 冬瓜籽仁美白粉

原料：冬瓜籽仁5克，橘皮6克，桃花12克，麵粉適量。

做法：將上述材料混合後碾為細末，飯後用米湯調服。每日3次，每次5～7克，連服數月。

功效：可使面部皮膚白嫩光滑。

◎ 西瓜籽仁美白粉

原料：西瓜籽仁50克，桂花200克，橘皮100克。

做法：將材料混合後碾成細末，飯後用米湯送服。每日3次，每次1勺，服用1個月後面部開始變白。

功效：美白。

◎ 三白淨容面膜

原料：白芷30克，白蘞30克，白茯苓30克，細辛15克，蛋清1個。

做法：將藥材研磨成細末，過篩後入罐儲存；蛋清打泡，加入適量粉末調勻。避開眼唇四周塗敷，乾燥後立即洗淨。每週2次，連續5周。

功效：淨白肌膚。

◎ 馬鈴薯美白面膜

原料：馬鈴薯1/3個，麵粉或者奶粉適量。

做法：馬鈴薯去皮，研磨搗爛成糊狀，濾去水分，調入麵粉，作為面膜塗在臉上，25分鐘後用清水洗去。

功效：對黑色素有漂白作用，尤其對消除黑眼圈十分有效，若加入奶粉效果更佳。

◎ 白醋洗臉

原料：適量白醋、清水。

做法：洗臉時，準備適量清水，放入少量白醋，調勻後撲到臉上，或者將臉浸入水中。再繼續進行正常的洗臉步驟；晚上洗臉後，取3勺水、1勺醋調勻，把棉球蘸濕後輕輕塗抹在臉上有皺紋的地方，再用手指輕輕按摩。

功效：可消除臉部細小皺紋。

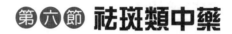

第六節 祛斑類中藥

　　臉上的斑不僅影響人的容貌，還容易使人產生自卑心理。中藥調理身體具有上千年的歷史，很早就有神農嘗百草的傳說。中醫祛斑多選取天然植物，對身體的副作用小，但效果卻十分顯著。中醫主要通過調理身體內部的經絡氣血，幫助人體平衡營養，從而達到美顏效果。

豬腎消斑粥

原料：豬腎1對，山藥100克，薏苡仁50克，大米200克，精鹽適量。

做法：將豬腎去筋膜，洗淨，切丁，加山藥、大米、薏苡仁，倒入適量清水煮粥，精鹽調味。分2次服，每日1劑。

功效：補腎健脾，祛瘀淡斑。

黃瓜粥

原料：大米100克，鮮嫩黃瓜300克，精鹽2克，生薑10克。

做法：黃瓜洗淨，去皮去心切成薄片；大米淘洗乾淨，生薑洗淨拍碎。鍋內加水約1000毫升，置火上，下大米、生薑，旺火燒開後，改用文火煮至米爛時加入黃瓜片，再煮至粥稠，加精鹽調味即可。每日2次，溫服。

功效：潤澤皮膚、祛斑、減肥。現代科學研究證明，黃瓜含有豐富的胡蘿蔔素、維生素C、維生素B_1、維生素B_2、糖類、蛋白質及鈣、磷、鐵等營養成分。經常食用黃瓜粥能消除雀斑、提亮皮膚。

菊花枸杞養顏茶

原料：枸杞子6克，菊花3克。

做法：泡開代茶飲。每日頻頻飲服。

功效：滋陰養血祛斑。

花粥

原料：桂花、茉莉花、蜂蜜各10克，粳米100克。

做法：桂花、茉莉花與粳米同時入鍋，加適量水煮沸後，小火熬煮成黏稠粥，再加入蜂蜜。每日早晚分2次服。

功效：長期食用可淡斑、美容養顏。

胡桃芝麻飲

原料：胡桃30克，芝麻20克，牛乳、豆漿各200毫升，白糖適量。

做法：將胡桃仁、芝麻研為細末，與牛乳、豆漿混勻，煮沸飲服，白糖調味。分2份，早晚各1份，每日1劑。

功效：補益虛損，生津潤腸，潤膚消斑。

白鴨消斑湯

原料：白鴨1隻，山藥200克，生地100克，枸杞子30克，調料適量。

做法：將白鴨去毛、骨，洗淨，用精鹽、胡椒粉、黃酒塗抹鴨體內外，撒上蔥、薑，醃1小時左右後切成丁；山藥切片，生地布包，置碗底，而後納入山藥、枸杞子、鴨子，上籠蒸熟服食。每週2～3次。

功效：補益肝腎，養陰淡斑。

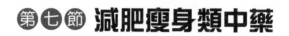

第七節 減肥瘦身類中藥

隨著人們對中藥的重視，中藥減肥開始受到更多人的關注。與一些常見的減肥方法相比，中藥減肥更健康、安全。中藥通過健脾化濕、利水、祛痰、通腑、溫陽等方式，使身體輕盈、健美。當然，在使用中藥減肥塑身的同時，應注意控制飲食，加強運動，以鞏固治療效果。

海藻輕身湯

原料：夏枯草、山楂、澤瀉各15克，海藻、薏苡仁各12克，茵陳、柴胡各9克，白芥子6克，甘草5克。

做法：清水煎取200毫升，每次口服100毫升，每日2次。

功效：有化痰消脂、健脾利濕、調理氣機的功效，主要用來治療女性青年肥胖症。

中藥減肥茶

原料：桑葉、百合、桑葚、天冬、決明子、番瀉葉各10克。

做法：將藥劑倒入剛燒開的水中燜幾分鐘即可，可代茶飲。早晚各至少喝一大杯。1天或者2天泡一劑，1星期為1個療程。

功效：清理腸胃，服用一段時間之後會感覺胃口縮小。

注意事項：服用期間忌辛辣和刺激性食物。停服之後也不要暴飲暴食，多吃清淡的食物。如果是出差或者工作繁忙最好不要服用，因為會增加上廁所的次數。女性經期飲用可以在原來基礎上加10克紅棗。

大柴胡湯

原料：芍藥12克，大棗3枚，柴胡、大黃、黃芩、半夏、枳實各9克，生薑3片。

做法：水煎煮，每日2次，飯後溫服。

功效：適用於因過食而肥胖、或運動不足、情志失調以致皮下脂肪沉積的中年人。

枳實消痞丸

原料：山楂、首烏各30克，萊菔子、大黃、枳實、黨參各15克，厚朴、白朮、茯苓、甘草、白芥子、澤瀉各10克。

做法：水煎服。每日1劑，分2～3次服。

功效：高脂血型肥胖症。

枳實消痞丸

原料：山楂、首烏各30克，萊菔子、大黃、枳實、黨參各15克，厚朴、白朮、茯苓、甘草、白芥子、澤瀉各10克。

做法：水煎服。每日1劑，分2～3次服。

功效：高脂血型肥胖症。

荷朮湯

原料：荷葉、茯苓各15克，黃芪12克，蒼朮、車前草各15克，白朮、黃柏、牛膝、薏苡仁、桂枝、木瓜、澤瀉、山楂、虎杖、夏枯草各3克，甘草3克。

做法：水煎服。分早晚2次溫服。

功效：高脂血症、高血壓型肥胖症。

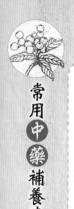

 ## 黃芪澤瀉湯

原料：丹參20克，黃芪、水牛角、首烏、茵陳各15克，澤瀉、山楂各10克，防己、白芷、川芎各9克，淫羊藿6克，生大黃3克。

做法：水煎服。每日2次。

功效：單純性肥胖症。

 ## 荷葉粥

原料：荷葉50克，藿香15克，粳米100克，冰糖20克。

做法：荷葉洗淨，與藿香一同加水煎煮，濾取藥汁，並與淘洗乾淨的粳米一起放入鍋中，用大火燒沸後，轉小火熬煮成粥，再加入冰糖，稍煮即成。

功效：寬中解鬱，降脂減肥。

減肥湯

原料：茯苓15克，當歸 12克，陳皮、半夏、木香、蒼朮、白朮各10克，香附、川芎各9克，甘草6克。

做法：水煎服。每日1劑。

功效：蒼朮燥濕健脾，木香行氣，香附疏肝理氣，川芎活血行氣，當歸補血活血。共奏健脾燥濕、化痰行氣活血之效，可幫助女性加強新陳代謝而減肥。

柳丁減肥湯

原料：柳丁1000克，檀香末25克，甘草末、生薑各50克，精鹽20克。

做法：柳丁洗淨，連皮一起切成片，生薑切片，兩者一起煎水，30分鐘後再放入檀香末、甘草末和精鹽調味即可。

功效：寬中理氣，消食利濕。適合中度肥胖人群。

注意事項：柳丁中的有機酸會刺激胃黏膜，胃病患者謹慎食用。每次吃柳丁前一定要先吃其他食物墊墊胃，不可空腹或飯前食用柳丁，在吃柳丁前後1個小時內不能喝牛奶，因為牛奶中的蛋白質與柳丁中的果酸會發生反應而凝固，影響胃的消化吸收功能。

第八節 香口利咽類中藥

　　在現代生活中，口臭成為很多人的煩惱，尤其是在工作、交友的時候，會使自己遭遇尷尬。其實，口臭是慢性病的一種表現症狀，與口腔、鼻咽、呼吸及消化系統存在著密切關係。另外，不注意口腔衛生及一些不良飲食習慣，都會引起口臭。中醫認為，口臭多是口齒疾患、肺胃積熱及胃有宿食等原因導致的。因此，中藥可通過祛風清熱、芳香避穢，來實現香口利咽的目的。

 ## 藿香佩蘭飲

原料：藿香、佩蘭、金銀花、甘草各10克。

做法：用200～300毫升開水沖泡，蓋上蓋子，靜置15～20分鐘後，漱口即可。

功效：藿香、佩蘭芳香化濁；金銀花性寒味甘，氣味芳香而藥體輕揚，能清熱解毒；甘草口味甘甜，能清熱解毒、調和藥性。夏天代茶飲還能清除暑熱。

生蘆根粥

原料：生蘆根30克，粳米50克。

做法：將生蘆根洗淨，加水煮成藥汁待用；再將粳米淘淨入鍋，加適量清水熬至粥八成熟，加入藥汁熬至粥稠即可食用。晨起空腹食用。

功效：清熱除煩，辟穢除臭。

注意事項：此粥不宜長期食用。

桂花香口方

原料：桂花3～5克。

做法：溫開水浸泡，代茶飲。

功效：香口辟臭，生津化痰。

薄荷粥

原料：鮮薄荷葉30克，粳米50克。

做法：將鮮薄荷葉洗淨，入鍋內加適量水熬，棄渣取汁待用；再將粳米淘淨，加適量水煮至米熟，再加入薄荷葉汁，煮1～2沸即可食用。

功效：利咽喉，令口氣清香。

香薷香口方

原料：大黃、香薷、藿香、益智仁、砂仁、草果、山薑、高良薑、山柰、甘松、香附、桂皮各10克。

做法：共研為細末。每日早晚各擦牙1次。

功效：化濁除穢，芳香口氣。

藿香粥

原料：藿香15克（鮮品30克），粳米50克。

做法：將藿香洗淨，放入鍋內，加水煎5分鐘，棄渣取汁待用；再將粳米洗淨，入鍋內加水適量，置武火上燒沸，再用文火熬煮，待粥熟時，加入藿香汁，再煮1～2沸即可食用。

功效：散暑氣，避惡穢之氣。

薄荷川連飲

原料：鮮薄荷葉50克，川黃連5克。

做法：先將川黃連置於鍋內，水煎至1500毫升，然後加入鮮薄荷葉煎煮5分鐘，去渣留液待冷。漱口，每日數次。

功效：薄荷味辛性涼，能疏風散熱、辟穢解毒；黃連味苦性寒，能清熱燥濕、瀉火解毒。

厚樸飲

原料：厚樸10克。

做法：加水500毫升，大火煮沸7～8分鐘後，去藥渣取汁，放於乾淨瓶中備用。每日用厚朴水漱口3～5次，每次含2～3分鐘後吐出即可。

功效：行氣去燥濕，消痰，除臭。

第九節 行氣寬心類中藥

近年來，青年人患冠心病的比例逐漸上升，引起社會的廣泛關注。儘管西醫治療手段逐步更新，各種新方法、新手段、新設備層出不窮，但面對這些頑疾時，仍顯得力不從心。相比之下，中藥注重益氣活血化瘀，促進新生血管生長，改善心肌缺血，降脂，降低血液黏稠度，消除斑塊，在治療心腦血管疾病時功效顯著。

麥冬湯

原料： 麥冬、當歸各18克，朝鮮白參（另煎沖）、山萸肉、栝樓各12克，半夏、生川軍（後下）各9克，熟附片（先煎）、薤白、紅花各6克，黃連3克。

做法： 水煎服，每日1劑，每日服2次。

功效： 益氣溫陽，養陰活血。主治氣陰兩虛，心陽不足，血瘀痰滯。

遠志丸

原料： 遠志（去心）21克，當歸、熟地、阿膠（炒）、柏子仁、酸棗仁、黃芪、茯神、龍齒、茯苓、紫石英各30克，丹砂15克。

做法： 除丹砂外，共為細末，蜜丸，如梧子大，丹砂為衣。每服50丸，棗湯送下，每日2次。

功效： 養心安神，治心虛血少，心神失養，神不守舍，恍惚怔忡，夜寐不寧，健忘。

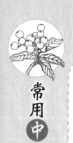

麻黃湯

原料：麻黃、生薑、生地黃（切）各200克，細辛、子芩、茯苓、
　　　芍藥各250克，白朮100克，桂心50克。

做法：水煎服。

功效：調心泄熱，主治心脈厥逆，小腸熱，齒齲咽痛。

清苦茶方

原料：生地、苦參、丹參、黃芪、大青葉、茶樹根、麥冬各15克，
　　　桂枝6～12克，甘草6克。

做法：水煎服。

功效：清熱解毒，養陰複律。主治病毒性心肌炎之心律失常。

生脈定律湯

原料：太子參30克，赤芍、麥冬各25克，川芎15克，丹皮、五味子
　　　各10克。

做法：水煎服。

功效：益氣通脈，涼血養心。主治快速性心律失常。

養陰寧心湯

原料：太子參、仙鶴草、臥蛋草、珍珠母各30克，桂圓肉、天花粉
　　　各15克，麥冬14克，玉竹、生甘草各10克。

做法：水煎服。

功效：益氣養陰，潛陽安神。主治心動過速屬氣陰兩虛者。

通脈複律湯

原料：常山3～12克，苦參15～30克，薑半夏9克，茵陳15克，栝樓皮、虎杖各9～15克，丹參、炙黃芪、炙甘草各9～30克。

做法：常山、苦參需從小劑量用起，每劑2煎，取汁兌勻，分2次服。凡期前收縮在每分鐘10次以上者，每日2劑；期前收縮在每分鐘6～10次者，每日1.5劑，每分鐘5次以下者，每日1劑。

功效：清熱化濕，補氣活血。主治各種期前收縮（指在心臟正常收縮以外的所有收縮，亦稱為期外收縮）。

麥冬湯

原料：麥冬、當歸各18克，朝鮮白參（另煎沖）、山萸肉、栝樓各12克，半夏、生川軍（後下）各9克，熟附片（先煎）、薤白、紅花各6克，黃連3克。

做法：水煎服，每日1劑，每日服2次。

功效：益氣溫陽，養陰活血。主治氣陰兩虛，心陽不足，血瘀痰滯。

陰陽調和湯

原料：熟地15克，生甘草、鹿角膠（可以鹿角片或鹿角粉、鹿角霜代）、白芥子各10克，麻黃、炮薑炭各5克，肉桂3克。

做法：每日1劑，分2次煎，每煎分2～3次服用。

功效：調和陰陽氣血，主治各種心律失常。

李氏轉律方（一）

原料：丹參20克，紅參（太子參亦可）10克，苦參、酸棗仁、車前子各15克。

做法：水煎服。

功效：補氣益心，主治心氣虧虛型冠心病合併心律失常。

李氏轉律方（二）

原料：生地30克，黨參、麥冬、丹參各15克，當歸、苦參各12克，炙甘草、火麻仁各10克，阿膠9克，大棗7枚，生薑、五味子各6克，桂枝5克。

做法：水煎服。

功效：益氣滋陰養心，主治氣陰兩虛型冠心病。

李氏轉律方（三）

原料：丹參20克，黨參15克，當歸12克，附子、火麻仁、炙甘草各10克，大棗7枚，生薑、薤白各6克，桂枝5克。

做法：水煎服。

功效：益氣溫陽通心，主治心陽虛型冠心病。

第十節　疏肝類中藥

　　肝脾失調是中醫較為常見的病症。中醫認為，肝脾關係密切，肝脾失調會引起很多疾病。調和肝脾是中醫常見的治療方法，通過根據患者的病情，採用各種不同的方法，如疏肝健脾、補脾益肝、健脾養肝、抑肝扶脾等。

疏肝理氣食療方

原料：雞內金、茯苓、薏苡仁各10克，生山楂9克。

做法：每日1劑，煎熬後，分4次口服，療程2個月。

功效：疏肝理氣，健脾養胃。

調肝湯

原料：山藥25克（炒），阿膠（白麵炒）、當歸（酒洗）、白芍（酒炒）、山萸肉各15克（蒸熟），巴戟天（精鹽水浸）、甘草各5克。

做法：水煎服。

功效：既能平調肝氣，又善止鬱痛。

活血養肝食療方

原料：桑葚、麥冬各10克，沙參、紫河車各9克，桂圓肉6克。

做法：每日1劑，煎熬後，分4次口服，療程2個月。

功效：養肝護肝。

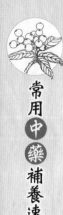

龍膽瀉肝湯

原料：龍膽草（酒炒）、木通、柴胡、生甘草各6克，黃芩（炒）、山梔子（酒炒）、生地黃（酒炒）、車前子各9克，澤瀉12克，當歸3克（酒洗）。

做法：水煎服。亦可製成丸劑，每服6～9克，每日2次，溫開水送服。

功效：瀉肝膽實火，清下焦濕熱。

附錄

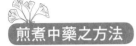

煎煮中藥之方法

明代著名醫藥學家李時珍曾指出：「凡服湯藥，雖品物專精，修治如法，而煎藥者魯莽造次，水火不良，火候失度，則藥亦無功。」清代醫家徐靈胎也曾說：「煎藥之法，最宜深講，藥之效不效，全在乎此。」歷代醫藥家對於中藥煎煮都十分重視。只有採用科學、正確的中藥煎煮方法，才能保證中藥最充分地發揮藥效，從而達到治病之目的。

中藥之所以要加水煎煮，其目的在於讓中藥含有的有效成分通過溶解、擴散、膨脹、滲透、吸附等理化作用溶入湯液之中。那麼，應該如何煎煮中藥呢？

1.器皿：想要煎出藥效最好的湯藥，首先要選取一個適宜的煎藥器皿。如果是家庭煎藥，那麼最適宜的器皿無疑是瓦罐或砂鍋。這兩種器皿不會與藥液發生化學反應，且傳熱較慢，通過緩慢提高藥液溫度可使藥物的有效成分充分進入湯液中。

2.用水：使用什麼樣的水煎煮中藥，直接關係到藥液的品質，因而選水首先要保證潔淨、雜質少。常用於煎煮中藥的水可以是自來水，也可以是井水、礦泉水。水的用量也有講究，一般以蓋過中藥為宜，如果是二煎，可適當減少一些水量。另外，在上火煎藥前，應先用冷水將藥材浸泡20分鐘左右，從而有利於藥物析出有效成分。

3.火候：煎煮中藥不可始終用武火（大火），這樣會造成植物性中藥所含有的蛋白質很快凝固而影響藥物有效成分的釋放。因此，煎煮中藥宜武火煮沸、文火（小火）熬煮，從而有利於藥物中的蛋白質緩慢析出，既不會破壞藥性，又不會造成水分過度蒸發而很快煎乾。

4.時間：具有不同功效的中藥，煎煮所需的時間亦有區別。一般來講，用於治療感冒的中藥，頭煎煮沸後再煎10分鐘即可；二煎煮沸後再煎5分鐘即可。用於調理的中藥，頭煎煮沸後再煎15分鐘即可；二煎混合後再煎10分鐘即可。滋補類中藥，可適當延長煎煮的時間，一般頭煎煮沸後可再煎30分鐘；二煎煮沸後再煎20分鐘即可。煎煮中藥的時間如果較長，要注意多加點水，以免把水煎乾而造成中藥焦糊。

特殊的煎藥方法

除了上述所講煎煮中藥的方法外，還有下面幾種比較特殊的煎藥方法。

1.先煎：生石膏、石決明、生牡蠣、生龍骨等質地堅硬的藥材，因藥性不易煎出，所以應先搗碎，放入鍋中煎煮15～20分鐘後，再加入其他藥物。

2.後下：薄荷、佩蘭、砂仁等有芳香氣味的藥物，煎煮時間過長易造成香氣走散，所以應在其他藥物煎煮5～10分鐘後再下鍋。

3.包煎：如果是黏性、粉劑或有絨毛的中草藥，需要先裝入紗布袋中，再與其他藥材共同煎煮，以免使藥液渾濁或刺激咽喉引起咳嗽及沉於鍋底，加熱時引起焦化或糊化。

4.另煎：人參、西洋參、藏紅花、犀角片等貴重中藥，最好另煎。先以文火慢熬，再將過濾出的藥液加入其他煎好的藥液中。

5.烊化：阿膠、鹿角膠、龜板膠等藥材，需要先將其置於容器內隔水加熱，使其烊化後，再加入到藥液中。

6.沖服：有些細粉性中藥（如三七粉）與液體性中藥（如竹瀝水），這些藥物可以直接用溫水沖服，以避免藥效損失。

7.煎湯代水：有些中藥，如灶心土、玉米鬚，可先煎煮後留水去

渣，再用其水煎煮其他中藥。

8.泡服：有些藥物中的有效成分易溶，並且用量少，比如番瀉葉、膨大海，這些藥物不需煎煮，直接用開水浸泡後就可服用。

總而言之，煎煮中藥需要根據藥物的不同性質採用對應的煎煮方法，同時更要注意煎藥的器皿、用水、火候、煎煮時間等問題，這樣才能達到藥品的最佳品質，以保證服用後的療效。

服用中藥之方法

1.將煎煮2次或3次的中藥液體合併，攪拌均勻後分為2～3份，早晚或早中晚分別服用。

2.中老年人用於滋補身體的補益中藥，最好是在飯前服用。早晨空腹服用，有利於吸收滋補的營養成分。

3.服用中藥時，最好用溫水送服。不宜用茶水、牛奶及果汁。茶葉中含有的成分會使藥物失去療效，也會刺激腸胃；牛奶中的蛋白質等成分容易破壞藥效。

4.服藥期間忌生、冷、油膩食物。生、冷類食物刺激腸胃，會影響藥物的吸收；油膩食物不好消化，會降低藥物的療效。

5.服藥期間要慎吃發物。這些食物很容易誘發疾患，比如，韭菜、羊肉、蝦、蟹、糯米、梨、辣椒、馬鈴薯等。

6.不同體質，忌口不同。如果是陽虛體質，要忌食涼性食物，如西瓜、雪梨、香蕉等；如果是熱性體質，要忌食熱性食物，如生薑、胡椒、白酒、大蒜等。

7.不同疾病，忌口不同。如患有蕁麻疹、各種皮炎、濕疹的患者，要忌食刺激性食物；如患有哮喘，要忌食蛋、牛奶、魚蝦等高蛋白食物。

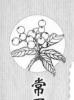

8.不同的藥物，服用的時間不同。服中藥是否有效，除了是否對症之外，還得講究服藥的時間。

服用中藥的時間

不同藥物，因其本身特點，要求在某一特定時間服用，才能發揮藥物的最佳功效。

1.清晨宜服的中藥：補陽藥（指補腎陽藥）、利濕藥及催吐藥。

2.午前宜服的中藥：發汗解表藥及益氣升陽藥。

古代醫家認為，「午前為陽之分，當發汗；午後為陰之分，不當發汗。」亦有醫家認為大凡走表透邪之藥，均宜午前服用。

古醫書對醫治脾虛氣陷諸疾所配製的補中益氣湯等益氣升陽方，都強調了午前服藥，並謂之所以午前服用，乃「使人陽氣易達故也」。

3.午後宜服的中藥：午後或入夜宜服瀉下藥。

歷代醫家對瀉下藥的服用時間大致有三種意見：一是午後服藥；二是日晡（下午3～5時）服藥；三是入夜服之。

4.入夜宜服的中藥：滋陰養血藥。

古人用六味牛蒡子丸養陰，強調入夜時進藥。以桃仁六黃湯醫治陰虛盜汗，亦主張入夜時服之。

5.夜臥宜服的中藥：安神藥。

這一用法，最早見於宋代。如辰砂遠志丸或珍珠母丸，宜夜臥時薑湯送服，以起到鎮心安神之功效。

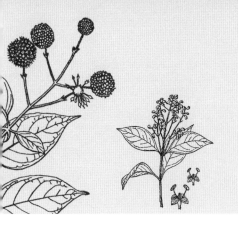

國家圖書館出版品預行編目資料

常用中藥補養速查 / 蔡向紅著. -- 初版.
-- 新北市：金塊文化, 2018.10
392 面 ;17 x 23公分. -- (實用生活 ; 44)
ISBN 978-986-95982-6-2(平裝)
1.中藥 2.養生
414　　107016620

實用生活 44

常用中藥補養速查

金塊 文化

作　　　者：蔡向紅
發 行 人：王志強
總 編 輯：余素珠
美 術 編 輯：JOHN平面設計工作室

出 版 社：金塊文化事業有限公司
地　　　址：新北市新莊區立信三街35巷2號12樓
電　　　話：02-2276-8940
傳　　　真：02-2276-3425
E - m a i l：nuggetsculture@yahoo.com.tw

匯 款 銀 行：上海商業銀行 新莊分行（總行代號 011）
匯 款 帳 號：25102000028053
戶　　　名：金塊文化事業有限公司

總 經 銷：創智文化有限公司
電　　　話：02-22683489
印　　　刷：大亞彩色印刷
初 版 一 刷：2018年10月
定　　　價：新台幣320元

ISBN：978-986-95982-6-2（平裝）

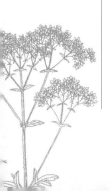

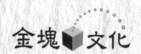